PLAZA & JANES
P & J
EDITORES

BIOGRAFIAS Y MEMORIAS

Sarita Eskenazy

EL CORAJE DE LA DICHA

PLAZA & JANES EDITORES, S. A.

Título original:

LE COURAGE DU BONHEUR

Traducción de

CESAR ASTOR

Primera edición: **Setiembre, 1985**

Virgen de Guadalupe, 21-33. Esplugues de Llobregat (Barcelona)
Este libro se ha publicado originalmente en francés con el título de
LE COURAGE DU BONHEUR
(ISBN: 2-7103-0215-2. La Table Ronde. París. Ed. original)

Printed in Spain - Impreso en España

ISBN: 84-01-35132-4 - Depósito Legal: B. 29295-1985

A mi padre,
Alberto Eskenazy.

Al profesor Georges Cerbonet,
con mi gratitud.

CENTINELA CENTINELA. YO CONOCÍ LA MAÑANA Y LA NOCHE TAMBIÉN.

HUBO LA MAÑANA. UN CLARO OSCURO DE AMOR, DONDE SE BAÑÓ MI INFANCIA ESPAÑOLA, MI ARDIENTE ADOLESCENCIA Y MI SUMISIÓN DE MUJER JUDÍA. HEREDÉ DIOS, COMO SE HEREDA UNA PROMESA: LEYENDA FORMIDABLE, ESPEJISMO DEL HORIZONTE INFINITOS, CERTEZAS ARDIENTES, QUE LE DAN TODAVÍA HOY FUERZA A MIS DESEOS Y A MIS ESPERANZAS. PERO LA NOCHE VINO TAMBIÉN, OBSESIONADA POR LA DUDA Y LA ANGUSTIA. LLENA DE SOLEDAD, MI CAMINO ES INCIERTO. TANTEO, Y ME PIERDO EN LOS SENDEROS OSCUROS DONDE SE CIEGAN MIS ESPERANZAS INSENSATAS. MIS CANTOS DE AMOR SE MARCHITAN Y VAN A MORIR AL AMANECER DEL ALBA.

PERO SUS ÚLTIMAS NOTAS HARÁN VIBRAR MIS RECUERDOS. CENTINELA, SI LA VIDA LE SONRÍE A LA MAÑANA Y LLORA CUANDO LA NOCHE BAJA, ¿QUÉ DEBERÍA HACER YO, CENTINELA, PARA QUE NO SEA NADA MÁS QUE DE MAÑANAS?

Centinela, ¿qué le ocurre a la noche?
Centinela, ¿qué le ocurre a la noche?
El centinela contesta: la mañana viene.
Y la noche también.

ISAÍAS, 21. XI-XII.

I

París, «Hôtel-Dieu», junio

Dondequiera que vayas, me dijo mi padre al morir, allí estaré yo. Dondequiera que vaciles, allí estará Dios. Desde hace más de cincuenta años llevo en mí estas palabras, cual precioso viático. Ellas señalan esta noche los límites de mi temor y de mi confianza. Resumen, así, más de medio siglo de ingenuidad, de superstición y de ciega creencia en ese Dios de Israel que debía colmar los más mínimos instantes de mi existencia, las horas de alegría, de trabajo, de tristeza y de amor.

Sigo siendo la pequeña Sarah, que vibra a los acordes de los *Shema-Israel* y de los *Leha-dodi*, en respetuosa adoración ante un padre santamente aferrado a la tradición mosaica, presta a someterse, por él, a los puntillosos principios de un judaísmo inmutable. De mi devoción de chiquilla subyugada por aquel hombre guapo, elegante y digno, he conservado, contra viento y marea, una fe viva y tenaz, de la que toda duda quedaba excluida. Confundiendo, en un impulso apasionado, la tradición bíblica y la voz de mi padre, he creído en él como creía en Dios, en su bondad, su justicia, su protección indefectible y su amor. Dios y mi padre han sido siempre un solo ser.

La habitación, tranquila y sumida aún en la penumbra, recoge, a veces, el sonido de las campanas de Notre-Dame. En el pasillo, los suaves pasos de las enfermeras precipitan su cadencia al llegar la hora de los primeros cuidados. Comienza el día.

Cada minuto se alarga en silencio, arrastrando mis emociones a un ritmo sobre el que nada pesa. Mi lánguido cuerpo, como aplastado por la sorpresa de permanecer tan tranquilo y despegado, se hunde en este lecho del hospital en el que se ha ido a encallar. No tengo miedo.

La sentencia cayó, rígida como un cuchillo, hace ya tres meses: cáncer de mama. El diagnóstico de los especialistas me arrancó de mi vida milanesa. Y aquí estoy, sin poseer nada más que este cuerpo en peligro y la convicción de haber hecho una elección justa. Mis dedos crispados tratan de asir la realidad de las impresiones del momento. Estoy esperando.

Aquí impera la calma y la soledad. El bloque de los quirófanos no está lejos. A veces, mi mirada se fija en él por la ventana entreabierta. En cada pared, leo las mudas inscripciones del sufrimiento de los hombres, al igual que la promesa de una mano de socorro a su aflicción. Así es como yo abordo, confiada, unas horas que se anuncian posiblemente terribles.

No consigo separar la angustia del alivio. Sin embargo, mi miedo es real. ¿Cómo podría ser de otro modo? Las puertas de lo ignoto sólo parecen acogedoras a los santos y a los inconscientes. Pero una trastornadora serenidad me ha invadido por entero, y me siento casi dichosa. ¿Me habré vuelto loca?

El cáncer, hipócrita y maligno, está oculto en el fondo de mi seno: ¿se trata de una prueba, de un castigo, de una broma siniestra o, simplemente, del fin de todo?

La psicosis colectiva del mal de nuestro siglo se alza ante mí como el espectro de la muerte riendo burlón. Incluso, si llego a sentirme cansada de esta vida llena de amarguras, de estériles tormentos y de decepciones, el misterio de la muerte, que siembra retazos de terror en todos y cada uno de nosotros, me angustia. En este momento, estoy más sola que nunca.

Cáncer. Esta enfermedad me da náuseas de impotencia, que hacen nacer, junto con la duda, un sentimiento de debilidad. Nada sé de este mal, instalado en mi carne, que al mismo tiempo roe mi alma. Es posible que ésta, consumida de tanto ceder a las tensiones de la vida, de oponer una silenciosa negativa a sus agresiones, de acumular los exabruptos y las pruebas de indiferencia, desorganice los resortes de mi cuerpo. La lucha es demasiado desigual.

Nosotros no dejamos más huella que la estela fugaz que esboza el viento en la arena; o la sombra del pajarillo que alza su vuelo. Mi vida ha sido una sombra, es cierto, una sombra triste, difuminada, inestable. Una sombra en un desierto, sin realidad alguna.

Me hallo en un umbral que puede concederme la entrada o negármela. ¿Qué tengo, pues, que temer? Mañana será la nada o el renacimiento. Esto no depende de mí. Haría falta saber responder: Hágase tu voluntad. ¡Qué importa! Heme aquí: David contra Goliat. El más fuerte es aquel que quiere vencer. En tal caso, ¡agarrémonos con firmeza a nuestras raíces!

Y la serenidad vuelve con este dominio. Yo misma he elegido hallarme sola frente a mi enfermedad, ser responsable de mi vida, responsable de mi curación o de mi fin. Libre. La lucha será áspera, sin piedad y dolorosa; pero, sin llegar a dudas, salvadora. Estoy segura de ello, lo presiento, y el miedo ha desaparecido por completo, recobrada ya totalmente la confianza.

Todo empezó por una idea que se me metió entre ceja y ceja. Escena retrospectiva de una mañana de abril en Milán, hace apenas tres meses. Entra en mi recuerdo como en una película a cámara lenta. Aparece, en primer lugar, la cara, grave y preocupada de Mario, mi ginecólogo, al cual había ido a ver para una visita de rutina. Se trata de un viejo amigo. La silueta elegante y la máscara tersa que ofrece aquella que debe seguir siendo esta *querida Sarah,* en la vida familiar, mundana y profesional, nunca le han engañado. Él conoce el grado de soledad, de amargura, y de fracaso íntimo a que he llegado, por haber compartido conmigo, con su vigilancia y discreción habituales, algunas peripecias. Entre nosotros no había necesidad de fingimiento alguno.

—Mario, mira ahí, debajo de mi seno derecho. ¿Notas esa bolita dura? Quiero que la examines. Ella ha sido la causa de que no haya aplazado la visita.

El examen no es prolongado, pero sí atento y preciso.

—Has hecho bien —me contesta con su voz apacible y mesurada—, esto no me gusta nada. Lo mejor será hacer rápidamente los análisis necesarios, para saber bien a qué atenernos. Puede ser simplemente un quiste. ¿Dices que es reciente? ¿Estás segura de ello? Como quiera que sea, tranquilízate, lo hemos detectado a tiempo.

Salgo del consultorio de Mario con un zumbido en los oídos, vacilando entre su inquietud, que percibo perfectamente, y las palabras reconfortantes que me ha prodigado antes de dejarme marchar. Él me cree fuerte y decidida. El propósito de sufrir completamente sola esta sucesión de exámenes, sin hablar de ellos a nadie, me tranquiliza. Es curioso. Hasta ahora, siempre he sido yo la que cuidaba, la que velaba a los demás, hijos o marido. Ahora soy la única inquieta, y prefiero seguir siéndolo, vagamente sorprendida de movilizar para mí misma un arsenal tan grande de medios.

Todo se precipita en seguida a una cadencia tan rápida que no logro descifrar inmediatamente el envite vital de este ritual tan complicado. Se lo explico, muy mal y demasiado atropelladamente, a mi marido, a quien ha sido preciso poner al corriente. El torrente de palabras en que diluyo mi angustia le irrita un poco. No parece molestarse en absoluto por mis tapujos. Encuentra normal que su presencia sólo sea requerida en el momento del veredicto, en el despacho del médico, que debe comunicarme los resultados de la radiografía de mama.

Esto es el encuentro en la cumbre, me digo a mí misma

al día siguiente, al entrar con él en el austero gabinete, níquel y blanco. El vestido rojo que llevo como si fuese una bandera, me da un aspecto decidido. ¡Claro, lo he elegido a sabiendas! Es un viejo cómplice. Pero la severa mirada del médico aniquila estas débiles defensas, devolviéndome de golpe todas mis aprensiones.

Me siento. Mis piernas parecen de algodón en rama, y, en medio de una creciente desazón, llego a sentir náuseas de la blancura que me rodea. Le oigo decir fríamente, dirigiéndose a mi marido:

—Querido señor, tengo que operar.

Y no hay error posible: se trata de mí. Me mantengo muy erguida en mi sillón, súbitamente reducida a la roja mancha de mi vestido, que miro fija y desesperadamente. La voz del médico ha emprendido, entretanto, una larga explicación, de la que sólo comprendo claramente algunos retazos:

—Se trata de la mama derecha. No es un quiste, sino un cáncer. Prefiero quitársela por entero. El riesgo sería demasiado grande. Madame Di Rovasena tiene cincuenta y cuatro años. No hay que vacilar. Además, no se verá y es más seguro.

Han debido volverse hacia mí, buscar una mirada, una palabra de consentimiento. Aniquilada y muda, ni siquiera puedo preguntarme de dónde me viene este castigo desmesurado, este veredicto, cuya amplitud jamás me hubiera imaginado.

—Puedo operar dentro de ocho días. ¿Le viene bien?

—Perfectamente —responde mi marido—. Podré organizar mis cosas.

Un rumor de hojas arrugadas, de sillas removidas. Nos despedimos. No sé muy bien cómo me encuentro de nuevo en mi casa, en este apartamento que ayer pensaba en decorar de nuevo como si de una fiesta se tratara. He realizado, maquinalmente, todos los gestos necesarios para pasar las horas hasta el día siguiente. He dormido de un tirón, gracias a las mágicas pildoritas. Por la mañana, me he despertado bañada en sudor: trataba en vano de escribir alguna cosa en una pared demasiado blanca.

Los comentarios familiares vuelven, una y otra vez, a las palabras del médico: Ese cáncer es necesario quitarlo. ¿Los estragos...? Tanto peor... La cirugía estética..., eso está bien para las mujeres frívolas. Además, al fin y al cabo, ella tiene ya cincuenta y cuatro años. Tanta solicitud me abruma. Este cáncer es una trampa, en la cual arriesgo mucho más que morir.

Sorprendo en el espejo el rostro de una mujer a la que me niego a ponerle unos cincuenta años como si fuera un insulto. Un viejo truco para no llorar: Hacer muecas ante el espejo como cuando era una niña. En todo caso, no se trata en absoluto de una catástrofe, le responde su reflejo.

Este cuerpo, que tan severamente me enseñaron a ocultar con pudor, a envolver en refinadas telas, este cuerpo que durante tanto tiempo he procurado hacer olvidar, se ha vuelto ahora, por obra y gracia de una pequeñísima parte de sí mismo, atrozmente presente, incluso exigente. Es algo así como si, de golpe, reclamara imperiosamente sus derechos a la integridad, a la belleza, al florecimiento. Una rabia fría me invade.

Agarro el teléfono y marco el número de Renée, en París. Su voz calurosa me responde, me reconoce, se multiplica en gozosas exclamaciones. Bruscamente, al no sentirme ya tan sola, me desplomo, y Renée se siente presa de un tierno pánico:

—Pero, Sarah, ¿qué te sucede? ¿Dónde estás? Habla. Estoy aquí. Dime algo.

—Renée, esto es horrible. Estoy atrapada, no me han dejado escoger. Yo no quiero. —Y se lo cuento todo de un tirón, diciéndole, al final, como el que se arroja al agua—: No puedo esperar así el día de la operación. Es preciso que me escape. Por eso te llamo. Quiero ver la primavera en París, reír, caminar por las calles, quiero ir a París.

Renée contiene este alud con un gran sí, al cual me aferro, maravillada de mi seguridad, enteramente nueva.

—Escúchame, Sarah —dice ella—, te espero. Mañana mismo, si quieres. Lo que quiero es que me permitas concertar una cita con el profesor Isobel, que tan bien ha cuidado a mi hermana. Es necesario que puedas elegir libremente. Es posible que haya otras soluciones.

Ella ha encontrado las palabras precisas; ella, cuya audacia y firmeza he admirado siempre. Esta vez me toca a mí demostrar el valor, y afrontar con seguridad el estupor y la cólera de mi marido y de mis hijos ante esta incomprensible evasión, a pocos días de la operación. Pero sé muy bien lo que hago: estoy cometiendo una trastada.

¿Cómo contar ahora lo que ha sido la vida de Sarah Di Rovasena? Toda su ambición era la de ser la digna hija de su padre, la atenta esposa de su marido, una madre apasionadamente consagrada a sus hijos y una perfecta ama de casa a los ojos de todos. Resumiendo, que Sarah Di Rovasena es aún una de esas mujeres que jamás han podido vivir de otro modo que no sea bajo la autoridad del padre, primero, y la del esposo después. Esta dominación constituye el destino de las mujeres judías mediterráneas en las comunidades sefarditas. Dueño y señor incuestionable de las almas que en ella viven y de los lugares que ellas ocupan, el cabeza de familia que no desea abandonar la tradición se siente el jefe supremo, dotado de una autoridad indiscutible, concediendo y negando sus gracias a entera discreción.

La de mi padre fue para mí dulce. Su viudez había concentrado todo su amor en sus tres hijas. Yo me sentía muy cercana a él. Emotiva, temerosa, eternamente en busca de algún gesto de afecto, deseaba amar y ser amada. Mi padre respondía ampliamente a mi esperanza.

Mi infancia española, tan dichosa bajo su protección, me dio para toda la vida el sentido de la felicidad y mi determinación de poseerla a toda costa, como una antigua promesa que debía cumplir.

Aquel hombre fino, de buen linaje y lleno de equidad, me parecía un profeta. Le amaba con toda la energía de mi alma de mujer en ciernes, resuelta a agradarle en todo y por todo. Sus regresos a casa, por la tarde, desencadenaban en mí una alegría delirante. La herencia fue pesada de asumir. Yo trataba de superponer esta imagen a la de mi esposo, y esta traslación mal estudiada engendró un desconocimiento fatal de las realidades.

Como era un joven ordenado, bien educado, procedente de una familia respetada, llamó la atención de mi padre, el cual deseaba, ante todo, la seguridad de su hija querida. Esa imagen convencional no colmaba precisamente mis aspiraciones de adolescente sentimental, endiabladamente sentimental, que soñaba con un amor loco y con aventuras imposibles, o, por lo menos, con una complicidad amorosa. ¡Qué graciosa era aquella Sarah, apasionada, soñadora, vibrante, a la que la menor palabra de ternura llenaba de confusión! Yo no quería escucharles, y mucho menos amarles; por eso los evitaba. Me refiero a Carlo, a Massimo y a todos aquellos cuyo ardor me turbaba demasiado.

Mi boda no fue, en absoluto, ocasión de milagrosos transportes. La familia estaba satisfecha, yo me sentía dichosa, y la despreocupación de mi edad hizo lo demás. Mis velos de desposada sólo han conservado la pureza y la locura de su símbolo.

Yo fui una mujer joven llena de atenciones para con su marido y que cumplía escrupulosamente sus deberes. Mi padre se sentía tranquilo en lo referente a mi suerte y a mi futuro. Yo olvidaba la monotonía cotidiana, para revivir en una justa maternidad. Mis dos hijos recibieron lo esencial de mi pasión y mis excesos de afecto. Yo era sinceramente dichosa. Deseaba tener cinco o seis hijos, pero tampoco en esto pude elegir. El jefe de la familia decretó que dos bastaban. El azar hizo que mis esperanzas y mi tercer embarazo se acabaran a los tres meses en un hospital italiano, cuyo recuerdo me hace enrojecer aún de rabia y de tristeza. Esta intransigencia, en lo que a mí respecta, no ha sido sin duda ajena a mi determinación actual.

Tan poco reconocida en mis aspiraciones, ignorada en mis afectos, relegada al hogar, reducida al estricto cumplimiento de mis deberes de esposa y de madre, vivía como una sonámbula. El poder de mi marido, y posteriormente el de mis hijos, me prohibieron toda intimidad, me despojaron de mi propia vida. Y me había sido imposible, hasta ahora, sublevarme contra la fatalidad que me había dado un día a un hombre cuyo carácter no correspondía en absoluto ni a mi temperamento ni a mis aspiraciones.

Esta Sarah, sumisa y voluntariosa, cediendo cada vez, y sin embargo dispuesta a nuevos combates, no puede ser evocada por mí sin emoción. Sus torpezas, su manera de comprometerse, su valor oscuro y cotidiano y sus sublevaciones sofocadas, me hacen sentirme mal. No sé cómo explicarlo, y tampoco comprendo cómo he podido resignarme durante tanto tiempo a contentarme con ser desdichada. ¿Quién hubiera podido adivinar, tras la máscara de una Sarah brillante, belicosa y elegante, la desesperación de una mujer secretamente frustrada en la parte más viva de sí misma, aislada de sus afectos? Yo hacía buena cara alegremente, y asumía con empeño este papel en todos los frentes: en el hogar, en la oficina y en los salones.

La vida estaba en plena ebullición en Milán. Obstinada, convertí mis apasionamientos maternales y sentimentales en apasionamientos comerciales, y trabajé con tesón ayudando a mi marido en pro de la prosperidad de nuestro negocio. Los contratos, los pedidos y las relaciones me sonreían. Consagré a mis objetivos profesionales toda la pasión de que yo era capaz. Aquella empresa de joyería me venía de mi propio padre; la profesión de joyero se transmitía en nuestra familia de padres a hijos, y como él no había tenido hijos varones, vio en mi marido al hombre que sería digno de tomar su sucesión. Yo consideraba esta tradición como una encomienda sagrada, y soportaba muy mal ver cómo su nombre iba cayendo, poco a poco, en el olvido.

Me entregaba a fondo a mi trabajo, adorando aquella profesión, que había sido la de mi padre, y sería también la de mi hijo. Preparaba los esbozos de los nuevos modelos de esas joyas que tanto amo, de las que siempre me he sentido tan orgullosa. Se trataba de perpetuar una tradición y de elevar nuestra marca al rango de las más grandes. Una fiebre creadora nos agitaba a todos. Yo iba a ver a los obreros, seguía de cerca la elaboración de nuestros proyectos. En realidad, yo estaba encargada de las relaciones públicas; a los clientes les gustaba hablar y tratar conmigo. Y a mí, al hablar de nuestras creaciones, me parecía estar hablando de mi padre, emplear sus propias palabras, imponer su idea acerca de la clase y de la elegancia. Mi fuerza de persuasión y mi seguridad se apoyaban en esta certidumbre, y nada parecía capaz de resistírseme.

Nuestra empresa, debido a nuestros esfuerzos conjuntos, tomó impulso en el plano internacional, sin que yo recibiera jamás por ello la menor muestra de satisfacción.

Todos aquellos años me había movido como una industriosa y tenaz hormiga para mantener a toda costa el equilibrio de mi universo, carente de cimientos. Prodigué tesoros de amor entre las piedras grises y estériles de Milán. La «Pietra serena», como la llaman aquí. Milán, ciudad de piedra, el frío Milán. Estuve, he estado, largo tiempo prisionera de estos altos y orgullosos muros. Milán bajo las brumas. Milán aplastado por el calor. Milán detestado, donde, a despecho de la fuerza de su rebelión, a pesar de su tesón por existir, se iba debilitando la mujer que yo hubiese podido ser.

Hoy en día, doy vueltas y más vueltas en este apartamento, en el que ni siquiera podría ya colgar una nueva cortina. A fuerza de indiferencia, todo proyecto se ha hecho imposible aquí, en Milán. Si debo elegir, decidir, tendrá que ser en otro sitio.

París ha visto llegar, en medio de un venturoso anonimato, a una Sarah que ya no era la misma. Hasta el último momento, mi familia se negó a tomar en serio mi proyecto. Todos ellos contaban con la fuerza de su inercia habitual para hacer fracasar lo que consideraban una chiquillada. Mi obstinación les pilló de sorpresa cuando, con el billete en el bolsillo y las maletas hechas, les anuncié mi partida para el día siguiente. El cáncer lo ha precipitado todo; sentía confusamente que tendría necesidad de luchar. Dejarme operar en Milán en aquellas condiciones equivalía a dejarme hundir sin remedio después de una larga deriva. Tenía que agarrarme a aquella posibilidad, porque, precisamente, no se parecía en absoluto a ninguna probabilidad. Sin embargo, de no ser por aquella dolencia, nunca hubiera tenido el valor de hacer mis maletas y marcharme de aquella manera. El capricho se había convertido en una realidad. Todo aquello tomaba, a sus ojos, un carácter repentino e inexplicable, léase peligroso. Después de haber anunciado y preparado mi próxima operación, ¿cómo iban a justificarse y a explicar aquella marcha precipitada? Poco importaba. Ni razonamientos, ni sermones, ni amenazas, fueron capaces de hacerme cambiar de decisión. Ellos no salían de su asombro, y, a decir verdad, aún no han salido. Así dejé Milán, la gris, la ciudad severa como una torre de marfil, en la que yo habría tenido que envejecer olvidada, desesperada de todo y de todos. La vida, incluso si se trataba de arriesgarla, estaba decididamente fuera de allí.

París se me apareció bajo los más tiernos colores primaverales. Orly. Avanzo hacia la salida, un poco desamparada. ¡Ha sido todo tan rápido! Pero Renée ha venido a esperarme. Me coge afectuosamente del brazo y me lleva enlazada, envolviéndome en un alegre torbellino de gestos y palabras:

—Has hecho muy bien en venir, Sarah —me dice—. Si estás de acuerdo, te quedarás dos o tres días en mi casa. Tengo muchas ganas de estar contigo. Luego, avisaremos.

Tácitamente, hemos evitado las palabras demasiado graves. Restablecida nuestra complicidad, hemos estado charlando y, con risas de colegialas, hemos dado calor a maravillosos proyectos, dignos de tan sorprendente escapada.

Estos tres días de fantasía, de sorpresas, de paseos por

París, de serenidad, en la dulzura del hogar de Renée, donde marido, hijos y amigos participaban en un vasto complot de ternura para festejar a la nueva Sarah, templaron mi ánimo. Si todos estos seres, tan bien dotados para la felicidad y el arte de vivir, encontraban juiciosa mi decisión, ¿por qué no iba a creerles y a tener confianza en mí misma?

El lunes por la mañana, Renée me preguntó si seguía deseando consultar al famoso especialista de quien me había hablado.

—Tienes concertada una visita para esta tarde, pero debes llamarle para dar la confirmación.

Me mostré de acuerdo, y, unas horas más tarde, entraba en el gabinete del profesor Isobel. La intensidad de los pasados días me pareció, de golpe, irrisoria ante la gravedad de lo que se jugaba allí.

—¡Buenas tardes, querida! —me dijo el profesor—. Me alegro mucho de que haya tomado la decisión de venir a verme. Me han dicho que es usted muy animosa y que está resuelta a dominar por sí misma lo que le sucede.

Para darle, sin más tardanza, una prueba concluyente de mi valor, me deshice en llanto.

Él esperó un poco, y luego me dijo, con una voz limpia y sumamente persuasiva, que contrastaba con la aparente severidad que le otorgaba su estatura impresionante:

—Sí, esta tensión es demasiado fuerte. Pero ahora todo irá bien. Aquí estoy yo para ayudarla. Vamos a hacerle de nuevo todos los análisis, y, en cuanto tenga usted los resultados, irá al «Hôtel-Dieu», a ver al profesor Combray, para quien le voy a dar una carta de presentación. Puede dirigirse a él con toda confianza, pues estoy seguro de que la atenderá muy bien. Es un gran cirujano y, además, un hombre de gran corazón. Si la operación fuese necesaria, él velará para que, a lo que ya es una gran prueba, no se una la perspectiva de una mutilación. Será cosa de paciencia y de valor, pero no de resignación.

Las semanas siguientes fueron para mí de una gran tensión.

El desagrado de tener que empezar de nuevo con todos aquellos exámenes fue compensado por el placer que sentí al verme instalada en la pequeña habitación que Renée me había encontrado en un hotel de la orilla derecha del Sena. Era un espacio muy reducido pero nunca me había sentido tan bien, incluso cuando me hallaba en mi propia casa.

Aquella habitación anónima, que algunas fotografías y algunos libros habían bastado para hacerla mía, era un remanso de paz. Aquella soledad la había escogido yo misma, y me resultaba grata. Llevaba la vida que siempre había soñado, trotando todo el día por París, mordisqueando un bocadillo mientras caminaba sin rumbo fijo, feliz a despecho de todo, quizás hasta del buen sentido.

El profesor Combray fue rotundo: había que operar, y sin tardar mucho. La operación tendría lugar en el «Hôtel-Dieu». Desde que el profesor Isobel había pronunciado el nombre de «Hôtel-Dieu», tan desusado como tranquilizador, me había dejado sorprendida. La vecindad de Nôtre-Dame, su marco austero, su inesperado jardincito bien cuidado y con un surtidor, y su apacible fealdad, le conferían el encanto de un convento provinciano. Yo tenía la curiosa sensación de que aquel nombre era una señal, de que la mano de mi padre me había guiado hasta allí. Lo que tuviera que pasar en aquel sitio, tenía que ser bueno.

Telefoneé a Milán para tratar de explicar lo que sentía y mi decisión de quedarme en Francia. Tropecé, una vez más, con la incomprensión total y absoluta, pero ya no tenía el poder de destruirme. Les oí hablar de las perturbaciones y las molestias inútiles que representaba para ellos aquella extravagancia de hacerme operar en París, cuando una cama me estaba esperando en Milán. Ellos vendrían, claro está, pero no se podía ni hablar de que se quedasen a mi lado. ¡Qué importaba! Yo me había vuelto ya ajena a sus contrariedades y sorda a sus exhortaciones.

Mi pasado milanés, demasiado reciente, invadía todavía mis sueños con pesadillas absurdas y en las que me debatía violentamente, para despertarme destrozada. La jornada conservaba luego esta huella de incalificable malestar, y yo perdía hasta el gusto de comer y de beber. Arrastraba mi muelle fatiga y me aturdía con cosas sin importancia. Desde la cima de mis pasiones, caía sin transición al fondo del abatimiento más desesperado. Las horas iban pasando así, alternando estados de excitación y de depresión, que yo era incapaz de controlar.

Yo quisiera domar mi razón y mi corazón, dominar el tiempo y el espacio, dominar todas las facetas de mi carácter. La operación, la prueba que representa, da un sentido a esta lucha. Afrontarla sola es tener la medida de mi resistencia, de mis límites, hacer una apuesta sobre el futuro. No se trata simplemente de volver a ser yo, sino que quiero renacer. Mi médico posee las armas técnicas para vencer el cáncer. Yo creo poseer la suficiente fe para salir del aniquilamiento en que me ha sumido la indiferencia de los míos. Es necesario que, precisamente de ahora en adelante, todo sea diferente. Este doble envite me galvaniza. En estos momentos, me hallo mucho más allá del miedo.

Son las once menos cuarto. Todo está dispuesto para la prueba definitiva. Mi habitación despierta, los ruidos del pasillo expulsan de ella sueños y fantasmas. Entra la enfermera, y su luminosa sonrisa es para mí un aliento precioso. La trivialidad de las palabras y de los ademanes me tranquiliza. Nos dirigimos al bloque de quirófanos para los habituales preparativos. Los rostros aquí son graves, pero benévolos. Ya casi estoy en el camino del olvido.

Unos pajarillos pían muy cerca y muy lejos. Poco a poco, voy recobrando el sentido. Me parece ir cogida del brazo de papá por el gran picadero de la Feria de Madrid. A grandes rasgos, negros y blancos, se van precisando los contornos de la habitación. Surgen la blanca alberca del techo y los barrotes de la cama. Todo está demasiado inmóvil. Quiero ver. Mis ojos, desmesuradamente abiertos, tratan de escrutar los objetos que me rodean. Es un esfuerzo vano, pues se hallan desesperadamente lejos de mi alcance. Mi mirada se fija en las puertas entreabiertas de la alacena. Tengo miedo, un miedo atroz. Hablo, creo hablar sin freno, atropelladamente. Debo hablar a esos personajes amenazadores, ocultos allí, detrás de la puerta, en los pliegues de la cortina, o en los rincones de la habitación. Estas sombras me son familiares, como viejos temores que retornan. Nada viene a poner trabas a esta horda de visiones difusas, que se alargan, se debilitan, desaparecen y aumentan hasta lo infinito. Tengo calor y frío. Ardo y me ahogo. Quiero moverme. Las líneas se cruzan. Caigo en un agujero negro y opaco, como la noche. Mi cuerpo se diluye en el espacio, y mis pensamientos divagan.

Una mano se posa, tranquilizadora, sobre mi frente. Abro los ojos. Una bruma aureolada de blanco se desvanece al instante. Un olor de éter, o de cloroformo, viene a cosquillearme la nariz, en una corriente de aire glacial. Experimento náuseas.

Mis sentidos dormidos perciben, sin reaccionar, un torbellino de imágenes y sonidos: tintineos metálicos, las manos de la enfermera, murmullos, pasos precipitados, el timbre del teléfono, el rostro ansioso de mi marido, la hendidura del techo, palabras italianas, palabras francesas, la voz de Renée. Mi propia voz resuena en un templo desierto, en el que yo murmuro una oración de Pascua. Pero ¿es verdaderamente mi voz? Un grito repentino, un dolor en mi brazo. Se hace el silencio.

La puerta se abre. Alguien ordena: «Vigilen el pulso y la respiración.» Este incesante vaivén acompaña mi sueño como un parásito. Me invade un inmenso cansancio, al cual desearía abandonarme enteramente, pero me es imposible. El teléfono vuelve a sonar, desgarrándome los tímpanos. Mi cuerpo es de plomo, está clavado a la cama, parece una masa ajena, que no me obedece. Con los brazos y piernas impotentes para moverse, no entiendo nada en absoluto de esta angustia que me oprime y me ahoga. Siento ganas de gritar. Inmediatamente, me parece sentirme sumergida en agua glauca y viscosa, que me emponzoña. Ningún sonido sale de mis labios. Me debato, y acabo por volver a caer en la nada.

Un dolor lacerante me desgarra la axila. Emerjo bruscamente. ¿Qué me sucede? La angustia y el espanto recobran inmediatamente sus derechos. Como quiera que sea, me siento despierta. De modo que he retornado. El dolor, a veces insoportable, es la prueba de mi existencia. La esperanza renace de manera subrepticia al cabo de algunos instantes. Tengo la curiosa impresión de haber perdido definitivamente la cuenta de las horas y de los minutos. Mas poco importan el día y la noche. Floto entre las tibias aguas del tiempo que fluye, atravesadas a veces por fulguraciones heladas.

Alucinada, busco la oración que podría devolver mi conciencia, desparramada por todos los rincones de mi ser, a ese punto vital en el que se coordinan las fuerzas de la vida. Con toda mi voluntad puesta en tensión, tengo, súbitamente, la sensación de estar aspirando humo. Se me hace un nudo en la garganta, me parece que mi brazo chirría como una grúa oxidada, mi corazón late con tanta fuerza que parece a punto de romperse, y mi cabeza rueda sobre la almohada. Nada. Sólo una ridícula bocanada que me inunda de sudor.

Una voz, entre grave y díscola, me llama de nuevo a la razón:

—No se agite usted así, Madame Di Rovasena, se va a fatigar. Dentro de unos minutos le daré un calmante. Tiene que descansar.

Intento torpemente palpar, desplazando mi brazo entumecido hacia un montón de vendas que me ocultan lo que quiero saber. Mi hija se ha dado cuenta de mi ademán. Se inclina hacia mí y murmura: «Sabes, mamá, no te han cortado el seno. He hablado con el doctor.» Respiro su perfume familiar y me digo a mí misma que jamás hemos estado tan cerca la una de la otra. La emoción me arrastra como una enorme ola.

Mi habitación está muda. Heme de nuevo sola. Sigo, maquinalmente, los dibujos de la tapicería, en la que pastores y pastoras apacientan sus carneros. Ruido de tacones en el pasillo, zumbidos de voces... La vida pasa por allí, por detrás de la puerta, que ahoga sus rumores. Adivino la efervescencia de las mañanas, sosegando el sordo sufrimiento de las noches interminables. Siento que el ritmo de la existencia se va instalando de nuevo en mí. Me invade una oleada de felicidad. He vuelto a empezar a creer en la magia de las mañanas. Me siento cansada, terriblemente cansada, pero sumamente dichosa por haber ganado, en solitario, mi primera batalla.

La anestesia hace más lentas las percepciones, al igual que los ruidos y los alientos. Aquí tengo la impresión de despertarme en un mundo irreal, ahogado en brumas de algodón en rama. Todo parece fantasmagórico. Esta vida ensordecida me entumece y me oprime. Tengo furiosos deseos de oír palmadas, regaños, estallidos. Siento hambre canina de charlar. Ansío palabras, una mano, una sonrisa. Deseo la vida, una vida plena, necesito inmediatamente una presencia viva en mi habitación, y oprimo, temblorosa, el botón del timbre. A lo lejos, oigo el eco estridente de mi llamada correr por los hilos eléctricos. Mi imaginación sigue los impulsos de la corriente hasta el tablero de la sala de guardia, donde se paran en seco.

A pasitos apresurados, cuya aproximación me llena de alegría, acude mi enfermera con mirada interrogante. Con ella, llegan el frescor y la serena alegría de esta mañana de estío. Comprendo en seguida que estoy agitada y febril. Ahueca mi almohada, me toma el pulso y pronuncia unas palabras tranquilizadoras. Su presencia me sosiega, y su juventud me estimula. Adivino un pecho bien hecho y abultado bajo su blanca bata. ¿Cómo será el mío una vez salido de esos vendajes? Creo que, en adelante, sólo tendré ojos para mirar los pechos de las mujeres con las cuales me cruce.

Deborah me ha dicho que yo no estaba mutilada. Por ahora, no es otra cosa que una herida que sangra y me tortura. El profesor Combray comprendió perfectamente los sentimientos que me agitaban y que, lastimada por el profesor milanés, no me atrevía a expresar; él me tranquilizó antes de la intervención. Ejercicios físicos, la natación y unos movimientos apropiados reforzarán la musculatura de sostén después de la cicatrización. No obstante, será necesario recurrir a los milagros de la cirugía plástica para dar digno remate a estos esfuerzos. Él no sólo consideraba el caso de cáncer que yo presentaba, sino que había sabido percibir, estoy segura de ello, la herida secreta de la mujer que tenía ante sí. No le pareció extraño que yo reivindicase mi integridad física de mujer, y me hizo el inapreciable regalo de tener para mí una mirada de hombre y de cirujano al mismo tiempo.

Me imagino ya moviendo los brazos, respirando y sudando, para remodelar esta forma lacerada, festoneada con el bisturí. Hasta tendré que aprender a nadar. ¡Toda una aventura!

Esta inmovilidad forzada es una pausa que yo necesitaba para hacer punto y aparte. Tendré el tiempo suficiente para reflexionar sobre el pasado, escoger mis triunfos, llevar a cabo las elecciones imprescindibles y organizar mi vida. A los cincuenta y cuatro años de edad, los elementos conocidos, tanto los éxitos como los errores, no faltan nunca, para servir de base a los nuevos andamiajes. Pero, antes, tengo que salir del paso, y sólo estoy comenzando. Mas todos estos planes, elaborados a escondidas, me hacen arder en deseos de estar ya metida en el asunto.

Yo quiero, para empezar, intentar levantarme. Es preciso que mi dolorido cuerpo responda a mi voluntad. Pongo un pie en el suelo, y luego el otro, al precio de un gran esfuerzo. Todavía estoy sin fuerzas. Sigo sentada, con los pies colgando, muy sorprendida de haber logrado hacerlo. Mi cuerpo es un peso muerto. Me invade una sensación de vértigo, pero desaparece.

Un polluelo salido del huevo debe de tener más seguridad que yo. En estos momentos soy un ser tímido, vacilante, como si abriera los ojos por primera vez ante un mundo peligroso, pero lleno de promesas. Sin embargo, me siento con las alas más grandes que el nido.

Siento, asimismo, la impresión de tener hambre. Hasta ahora, nunca había sentido verdadera hambre. El plexo atenazado por la angustia hacía que ningún alimento, del más sencillo al más refinado, excitara mi gusto ni mi olfato. Mi padre, que siempre se mostraba desolado por mi falta de apetito, se sentiría dichoso si me viera. Estoy segura de hallarme en el buen camino, y su pensamiento nunca me abandona. Del sufrimiento surge a menudo la felicidad, y este augurio llena de alegría mi corazón. Con el tumor operado, han tenido que quitar todo el mal de mi cuerpo, y heme aquí liberada, presa de un gran apetito por todo.

Mi habitación se ha convertido, esta mañana, en un invernadero en el que abundan las rosas, las lilas, los claveles, las habas de las Indias, como otros tantos mensajes de amistad. Sus frescos y tiernos colores crean una primavera en este día, de un renacimiento tan doloroso como conmovedor. ¡No estoy tan sola después de todo!

Plena de gratitud, recobro el sentido de la oración. Más hondo que mi conciencia, preocupada por el sufrimiento, la angustia o la esperanza, este canto serpentea en el fondo de mi alma, murmura, se extiende y surge de pronto, más fuerte que mis inquietudes, en el umbral de mis pensamientos, dominando el resto de mis emociones. Retornan a mi mente las palabras de Kalhil Gibran: «Si no puede usted hacer otra cosa que llorar cuando su alma le llama a la oración, ella debería espolearle más y más, a despecho del llanto, hasta que llegara usted a reír.»

Sí, hoy es una mañana nueva, y muy pronto mis imploraciones estallarán en risas de alegría. Yo soy verdaderamente una pequeña ave fénix, que acaba de renacer de sus cenizas. Doblo el cabo de la indiferencia y, en la euforia de esta fiesta florida, despierto a la existencia.

¡Sentirse existir! ¿Acaso no es el bálsamo de todo sufrimiento? Febril, exaltada, pero muy débil todavía, me dejo caer, con un feliz suspiro, sobre las almohadas.

II

Desde hace veinticuatro horas, el decorado del hospital se va modificando ante mis ojos. Estar viva me embriaga. Me instalo en mi convalecencia y en la incomodidad del sufrimiento con un asomo de triunfo. La muerte ha dado marcha atrás en el fondo de mi pecho. Ahora, quiero curarme. Hasta comienzo a saber por qué.

Mi cuerpo permanece inmóvil bajo las tibias mantas. La quietud del cuarto se impregna de un sentimiento de libertad embriagador. ¡Qué importa el sitio! Hotel u hospital. ¡Yo quería estar sola en París! Pues ya lo estoy. Lejos de Milán, lejos de la monotonía de una pareja que no tenía ya nada que compartir, lejos de la indiferencia de una familia rota en pedazos y de su desesperante inmovilismo afectivo. Sola en medio del silencio, que saboreo como la más bella de las músicas, y no condenada a la soledad en medio del ruido, de la agitación, que matan toda meditación y toda vida interior. Jamás hubiera podido hacer en Milán esta puesta a punto moral, tan necesaria sin embargo, ya que me ha devuelto el gusto de vivir.

¿Qué habría podido decirle hoy mismo a mi marido? La costumbre de verlo a mi lado es, como mi fe, una realidad incluida en lo cotidiano, durante un tiempo excesivamente largo para ponerla de nuevo en tela de juicio.

Ingenua Sarah, que hubiera querido amar apasionadamente a su marido, sin cansancio ni remordimientos, o por lo menos encontrar en él una armonía propicia para compartir realmente la vida, y una fuerza en la que apoyarse. Sólo ha quedado una profunda herida. He vivido a su lado como un violín con cuerdas demasiado tensas, en las que el arco rechina de impaciencia.

He llegado a este punto de mis reflexiones, perdida en una torpeza física que exacerba mi estado de ánimo. De pronto, me despierto de un sobresalto al oír el ruido de la puerta que se abre. Entran mi marido y mi hijo. Sus rostros son graves e inquietos, naturalmente, porque me hallo en este lecho de hospital y vienen a verme, a hacerme una visita. Su pena se agrava, sin duda, por un sentimiento de impotencia difícilmente soportable para estos dos hombres de acción. Se sentirían a buen seguro sofocados, si yo me abandonara, en este momento, al acceso de alegría que suscita en mí su entrada, un poco dramática. Desentona en la sencillez de esta habitación llena de flores, en la que, a despecho del dolor y de las preocupaciones que me atenazan, me encuentro tan a gusto.

Confieso ceder en mi fuero interno a un pequeño asomo de divertida venganza. Estos dos hombres, resueltos y autoritarios, se sienten de pronto tan vacilantes y torpes, rendidos por un súbito exceso de afecto, al verme aquí, fuera de combate, y enfrentarse de cerca con la realidad del cáncer. Es cierto que esta palabra diabólica descompone, con sólo pronunciarla, la cara más alegre: así que, queridos míos, miradme, aquí estoy, marcada por ese mal, del que yo sabré hacerme un escudo en esta entrevista que tanto temía, sin saber que la tenía ya ganada por anticipado. Además, ¿quién osaría lastimarme el corazón y el alma cuando apenas he salido de los confines de la muerte? ¡Por una vez, me siento con derecho a abusar de la situación! Madre y esposa abusiva, es cierto, pero este humor rechinante oculta una real emoción, al igual que una profunda nostalgia. ¡Cuánto no habría dado yo, hace poco todavía, por contemplar un cuadro familiar tan enternecedor!

—¡Buenos días, mamá, buenos días! ¿Cómo te encuentras? ¡Has tardado muchísimo en despertar!

Le tiendo una fría mejilla, con un lento movimiento de cabeza, y le contesto un ahogado «estoy bien», acompañado de una débil sonrisa. Súbitamente, me pregunto qué aspecto debo tener. ¡Nada brillante, seguro!

Mi hijo no aparta sus ojos de mí. Coge mi mano en la suya, incapaz de pronunciar una sola palabra. Pero, entre nosotros, las palabras son superfluas. La corriente circula, y nuestra ternura recíproca, lo bastante fuerte para resistir todos los choques, se expresa sin frases. Ambos somos del mismo temple, apasionados, sensibles y magullados por la vida. Ni siquiera le puedo tomar a mal que haga bloque con los demás; su natural serio, su carácter recto y su respeto a las conveniencias sienten horror ante el escándalo, ante la fantasía y, en general, ante toda falta al código moral y social en que se apoya. Además, los temperamentos irascibles de su padre y de su hermana le dejan, lo mismo que a mí, débil y sin reacción, incluso, y sobre todo, cuando son excesivos y arbitrarios. Mi manera de amarle y de comprenderle es la de no obligarle jamás a tomar partido. Me contento con saber que, sin poderme aprobar, él es el único que adivina, y sin duda se espanta un poco por ello, las tempestades y rebeliones que se incuban en mí.

Su silueta esbelta contrasta con la maciza de mi marido. La presencia de Alessandro me abruma un poco. Llena este cuarto de hospital con su voluminoso cuerpo, ligeramente desmañado. Pensándolo bien, él debe ahogarse también y detestar hallarse encerrado aquí, sin los lugares familiares ni las escapatorias que hubiera tenido en Milán. Con ojos entornados, le analizo bajo la influencia de los recuerdos que me trae con su silenciosa presencia.

Yo lo encuentro más bien guapo. Va siempre vestido con

una meticulosa limpieza, cuyos menores detalles denotan la elegancia discreta y refinada del hombre de negocios dispuesto a todas horas para acudir a cualquier cita. En realidad, esta actitud forma parte de un sistema de coraza cuidadosamente preparado. Su rostro ofrece una máscara afable e impávida, sin ningún carácter particular para toda otra persona que no sea yo, que sé muy bien lo que puede ocultar. Oblongo, coronado por una frente estriada por las arrugas de una inquietud crónica que huyen hacia el cráneo, cuya naciente calvicie acentúa un poco su tristeza. Yo buscaba, en vano, alguna dulzura en aquella mirada sombría, seria, apagada y escéptica de gran nervioso sempiternamente fatigado. Esperé largo tiempo que él me mirase verdaderamente tal y como soy, y no simplemente para verificar con gesto maquinal y crítico si mi apariencia se inscribía en sus cánones del buen tono y el decoro.

Me fijo en la raya impecable de su pantalón gris, cuyo rigor me pone fuera de mí, pues revela esa voluntad furiosa de perfección hasta en el más pequeño detalle sin importancia, que le ha conducido, a lo largo de toda nuestra vida matrimonial, a descuidar lo esencial. En nombre de un mediterráneo código de virilidad, ha ejercido con brío su voluntad de dominación sobre sus familiares en general, y sobre mí en particular. Este hombre, no sé por qué, se ha encastillado irremediablemente en esta exigencia puntillosa que tanto me ha hecho sufrir.

A decir verdad, sospecho que se niega obstinadamente a la más mínima modificación de sus costumbres, temeroso de que se desplome su edificio protector. Todo lo imprevisto escarnece su autoridad. Se siente preso de un pánico sordo, que desencadena un proceso de agresividad cuyas consecuencias sufre inmediatamente todo su entorno. ¡Nada de fe, nada de fantasía, y aún menos de pasión! Un poco de cinismo es, por lo demás, aceptable e incluso de buen tono. Para él, todo es objeto de duda, vale más calcular las cosas por anticipado y atenerse a los esquemas establecidos, a fin de no tener ninguna sorpresa desconcertante.

Durante treinta y cinco años, le he seguido, escrupulosamente, por esta línea monótona, con su largo cortejo de tradiciones y de automatismos artificiales. Adquiero conciencia de ello brutalmente, a causa de la audacia que me ha empujado a evadirme a tiempo de este grillete, a desbocarme, negándome a seguir sometida un minuto más a esta servidumbre.

Si hubiera sido capaz de creer que vendría a la cabecera de mi lecho, dispuesto a dar, por una vez, en vez de tomar lo que ingenuamente cree que se le debe, sus primeras palabras me habrían desengañado sin tardanza:

—Verdaderamente, Sarah —no ha podido dejar de decirme—, ¡cuánto más sencillo hubiera sido hacerte operar en Milán! No es tan fácil, que digamos, eso de tomar el avión. Y la vida, a pesar de todo, sigue teniendo sus exigencias y sus obligaciones. Esta preocupación y esta fatiga suplementarias no son razonables. Además, ¿cómo quieres tú que estemos siempre cerca de ti, tan lejos, en este hospital de París?

No tengo el menor deseo de hablar. La fatiga se une a las imágenes del pasado, amargas, inútiles, desconcertantes. No hay nada más doloroso que abrir de nuevo una herida del corazón. Yo no puedo decirle a él, a ese visitante con prisa, que su presencia, tal y como me la ofrece, sin la atención reconfortante de un afecto despierto, no me es indispensable. Mis pensamientos siguen el ritmo de sus murmullos, que hablan de la casa, de su viaje, de sus negocios y de sus proyectos, sin lograr retener mi atención. Contemplo largamente al hombre que permanece ante mí, con la sosegada rabia de comprender al fin algo de esta personalidad, pasmosa de torpeza e insensibilidad, como si esta intervención quirúrgica me hubiera dotado de un tercer ojo.

En este momento, él no sabe manifiestamente qué pensar, y me mira sin verme, desviando la conversación, o más bien monologando acerca de otras cosas, de mil pequeñeces, para evitar, tal vez, hablar de mí, de mi operación, de mi cáncer. Siempre esa infernal reserva, ese miedo a dar rienda suelta a sus sentimientos, a hablar de lo que le emociona y le podría hacer humano y bueno, digno de poderle amar, si llegara aún a tiempo. Noto muy bien que está emocionado y entristecido. Pero, ¿hasta qué punto deja que lleguen su emoción y su pena? No sabré nunca lo que él siente en este momento. Y eso que me siento bastante curiosa por saber quién es verdaderamente mi marido. ¿Qué significan para él los impulsos del afecto, los vaivenes del amor? Pero bien sé que toda pregunta ha chocado siempre con un pudor montaraz, que se traduce en una ironía flageladora hacia lo que él denomina mis sensiblerías y mis complicaciones.

Otra mujer se hubiera acostumbrado, quizás, a los rigores de su temperamento. Yo soy incapaz de hacerlo. Sin lugar a dudas, no he comprendido nada de ese ser tan diferente de mí. Él vive en secreto, sin revelar a nadie nada acerca de sus sentimientos ni de sus tormentos, esclavo de su egocentrismo, de su timidez y de su escepticismo. ¿Podría renacer todo entre nosotros después del choque que representa semejante prueba, o se trata de una situación sin salida?

Estamos aquí los tres, a cien leguas de Milán, alejados unos de otros por un lecho de hospital y una herida que supura. Ellos arrastran el recuerdo de mi vida milanesa, que yo necesito olvidar.

Alessandro, en un tono lento y bajo, sigue dirigiéndome afectuosos reproches, y luego juzga llegado el momento de poner fin a esta visita:

—Antes de que nos vayamos, dinos qué quieres que te traigamos mañana. Vendremos de nuevo, para pasar la tarde contigo. Me siento desazonado, trastornado, al verte en esta cama de hospital, tan lejos de casa. ¡En fin! Ya que así lo has querido, cúrate pronto, eso es lo único que importa.

—Hasta la vista —le dije dulcemente, para ayudarle a terminar esta frase, que tanto trabajo le cuesta acabar de pronunciar.

Se han ido. ¡Cómo hubiera querido que todo pasase de otra manera! Nuestra despedida me ha dejado un gusto de ceniza en la boca. Es el de los matrimonios que envejecen aburridos, rumiando sus agravios, pacientemente acumulados, y doblándose bajo el peso compartido de los días vividos juntos. Yo me niego a esto, me niego a dejar hacer de mí una mujer prematuramente envejecida y definitivamente agriada. Estoy agotada, rota por la tensión nerviosa. Medio dormida, me invento, como una muchacha de veinte años, la imagen del esposo a quien hubiera esperado con impaciencia detrás de las rejas de mi sufrimiento. Sería un hombre relajado, que se sentiría a gusto en su buena ropa de deporte bien cortada, de rostro abierto, que respirase optimismo y seguridad en sí mismo. Yo habría podido agarrarme con fuerza a una mano cálida y generosa que me tranquilizara y me diese nuevas fuerzas. Con grandes risas y un torrente de palabras, él habría transportado Italia, inundada de sol y de fiestas, a esta pequeña habitación, y ambos hubiéramos sido cómplices, soslayando los presagios de muerte que planeaban sobre nosotros.

En medio de la soledad y la inmovilidad a que me veo constreñida, mi espíritu en efervescencia no tiene un momento de reposo, y me cuento a mí misma un guión a lo Lelouch, sonriendo y divagando en pos de mis quimeras. Mejor que sea así, ya que nada puedo cambiar. En suma, que prefiero a todas luces soñar en futuros cantarines, en la vida distinta que quiero crearme cuando, una vez recobradas las fuerzas, pueda salir de aquí y revivir.

Los días de junio se alargan. Avanzamos hacia el solsticio de verano, cuya promesa es ya el azul, más intenso, más vaporoso. Olfateo con deleite sus efluvios por la ventana abierta. Lástima que no pueda aún estar mucho rato de pie, para aprovechar mejor la soleada quietud de estos encantadores jardines del «Hôtel-Dieu». Yo aspiro a que acaben mis sufrimientos, lo mismo que la Naturaleza trata de salir de los grises días del invierno. Ninguna tristeza es jamás definitiva y total. Toda sombra, toda noche, toda muerte lleva en su seno una nueva gestación de gozo y de luz. Este mes de junio anuncia un verano deslumbrador, y yo me persuado de que mi cuerpo responde a las mismas leyes. A la par con los ritmos del Universo, de mis noches de angustia, voy progresando hacia la libertad y el regocijo de la primavera.

Esta meditación forzada ha hecho anclar fuertemente en mi pecho una aspiración apasionada a un nuevo tipo de existencia. Si consigo que mi cuerpo triunfe del envite de esta terrible enfermedad, hallaré fuerzas para superar la barrera de mi dependencia de mujer sometida a insoportables y embrutecedoras exigencias.

Jamás semejante idea se me hubiera ocurrido hace apenas seis meses, cuando vivía cotidianamente sumida en una muda aceptación de mi vida monótona. Yo creía, pura y simplemente, que tal era mi destino. Al apoderarse de mí la menor rebeldía, mis escrúpulos desencadenados me devolvían a una ineludible fatalidad. Paralizada por mis venenos internos, continuaba mi existencia, dominada por la angustia del porvenir.

Comprendo ahora, como por encanto, que ninguna libertad puede ser conquistada sin una rebelión subterránea. La rebelión es el fermento de la libertad del pueblo judío, al cual pertenezco. Mi sublevación me ha parecido siempre terriblemente culpable, y yo la volvía contra mí misma para desgarrarme. Había hecho falta la prueba del cáncer para templar mi fe y mi coraje, para afirmarla como una fuerza vital inalienable.

A las cuatro de la tarde, ha llegado Lisa, mi hermana predilecta, en medio de un alegre torbellino de regalos, fútiles y primorosos. ¡Quién, que no fuera ella, se habría preocupado de mi belleza, particularmente en peligro en el fondo de aquella cama de hospital! Con su volubilidad habitual, me pide todo género de pormenores, me pregunta, me dice cómo me encuentra, salta de un extremo a otro, me acuna con palabras afectuosas y me estimula con algunas apreciaciones llenas de afecto. Echando una ojeada en torno suyo, exclama: «¡Pero si tienes aquí una verdadera habitación de soltera!» Lo cual resume de golpe, y con maravillosa precisión, la impresión de bienestar y de seguridad que me procura el marco del «Hôtel-Dieu».

Ella viene también de Milán. Su presencia me resulta preciosa. Nosotras somos tres hermanas, pero la mayor, Rebecca, que sigue en España, no me ha sido nunca tan afín. Siempre ha tomado demasiado en serio su papel de hermana mayor, y ahora se siente en el papel de dueña, como proclama irreverentemente Lisa.

—Sabes, está muy escandalizada porque hayas venido sola a París. Me telefoneó desde Madrid para decirme que te verá cuando regreses a Milán.

Nos divertimos las dos como locas. Nuestros vínculos han sido sellados por una orfandad en la infancia y por el atento afecto de nuestro padre, que tanto amaba a sus hijas. Nosotras hemos sabido preservar, a través de las dichas y sinsabores de la vida, nuestras relaciones francas y familiares y nuestras alocadas risas de colegialas.

La suerte de Lisa no ha sido mucho más alegre que la mía; ella vive sola después de un divorcio, que la ha lastimado profundamente, y tiene que hacer frente a delicados problemas materiales. Yo la respaldo con todo mi cariño, y ella me lo devuelve con creces. No nos parecemos en absoluto, pero nuestros caracteres son complementarios. Lisa me ha exhortado constantemente a afirmar una independencia y una autoridad que ella, con razón, juzga necesarias en la vida conyugal. Yo soy un poco tonta, como dice ella, negándose a serlo por su parte, ayudada por un sólido realismo. Yo he apreciado siempre su firme actitud en cualquier circunstancia. Ella analiza los acontecimientos sin contemplaciones, y sus escrúpulos se atienen a su lógica personal. Le basta con estar de acuerdo consigo misma.

Muy orgullosa de mis nuevas resoluciones, la hago copartícipe de ellas, y me aplaude, sin ocultarme que espera las pruebas tangibles. Nuestra conversación interminable borra al instante mi fatiga. Necesitaba hablar de telas, de moda, de maquillajes y perfumes. Renazco a la coquetería de las mujeres despreocupadas. París es el marco ideal para ello, tanto más cuando no corro el riesgo de cometer grandes locuras en este

París reducido a las cuatro paredes de mi habitación.

—Sé juiciosa y no te preocupes —me dice Lisa dándome un beso—. La hora de los caprichos llegará. Hay en ti un granito de fantasía que está germinando. Él florecerá y transformará tu vida, porque es la sal del buen juicio y el pimentón de lo cotidiano. ¡Yo desesperaba ya de verte algún día un poco alocada!

Se va. Anochece. Oigo el rumor de los chorros de agua en el jardín. Es el murmullo de mi infancia madrileña a la hora del crepúsculo, cuando la gente busca el frescor tras el calor asfixiante de la jornada. La enfermera me reprende amablemente. La fiebre se ha acercado un poquito a lo alto de la curva. Me falta todavía resistencia para soportar tantas emociones.

De momento, no tengo nada de mujer liberada y feliz. Mi cuerpo quebrado sufre el ritmo lacerante de los malestares posoperatorios. Cada día que pasa, aporta, no obstante, una mejoría a este caos físico, y voy recobrando mi equilibrio. El punto fuerte de estos días interminables es la visita del profesor Combray; su manera directa de abordar los problemas de mi convalecencia, de pedirme una activa contribución a sus progresos, sostiene mi voluntad. Su rostro enérgico, su voz persuasiva, son para mí mensajeros de esperanza; con su estímulo, me aferro con más fuerza a mi deseo de curarme. Me presto a todos los exámenes que él ordena, con la íntima convicción de que ambos somos cómplices en esta lucha ciega que mantenemos cara a cara. Reconocimientos, exámenes, análisis... Espero con angustia la retahíla de los resultados, y el anuncio del más insignificante test negativo provoca en mí una felicidad inconmensurable, de la que soy deudora a Dios, al cirujano, a las enfermeras, y al «Hôtel-Dieu» en general.

La inmovilidad a que estoy sometida me exaspera. A veces, siento una irresistible necesidad de moverme. Mas, ay, cada tentativa acaba en un fracaso. Mi cuerpo, que ha estado demasiado tiempo inactivo, responde mal a estas peticiones.

Ha sido necesario descubrir al fin ese seno operado. Es cierto, él, este seno que hemos querido salvar, está aquí...,

¡pero en qué estado! Acuchillado, apergaminado, oscurecido por la tumefacción debida a la cirugía, ha perdido la mitad de su volumen. Mi desmoralización es completa y, consternada, apenas escucho los comentarios del médico acerca del estado de las cicatrices. Ni siquiera puedo llegar a imaginarme ya que haya tenido un relieve, un volumen. Mi seno se ha convertido en un miserable amasijo de carne informe. El pezón se desplaza ahora hacia la axila. Resulta una cosita pequeña, sin vida, puesta a la derecha de mi pecho sin aparente necesidad, exagerando además el otro seno, que se ha hecho más pesado y asimétrico.

Vuelvo a mi lecho como el condenado a su celda después de una sentencia irremediable. Encogida, me quedo inmóvil, muda, esperando no sé qué milagro que borre la desoladora realidad de mi cuerpo mutilado. Me siento horriblemente sola, abandonada, miserable. Han volado en un instante las determinaciones victoriosas, el espíritu de libertad, la confianza en Dios y la convicción absoluta de estar en el umbral de una nueva vida. Todo el peso de los años fatídicos que intentaba dejar atrás se abate sobre mi alma con una fuerza acrecentada por el desastre de este tórax monstruoso, cuya vista me sume en la mayor de las desesperaciones.

El cirujano vuelve a mi lado y comprende, al momento, que estoy completamente derrotada. ¡Qué triste aspecto debo tener! Lentamente, reposadamente, con su voz dulce y persuasiva, me explica que mi pánico no tiene fundamento, que nada es irremediable, al contrario. El choque ha sido rudo, pero me voy calmando poco a poco. Tengo absoluta confianza en este hombre, tanto en los valores de su corazón como en sus cualidades de especialista. Él no puede mentirme. Viendo que la reacción ha tenido lugar, transforma amistosamente mis angustias con tono desenfadado, para que yo las olvide:

—¡Paciencia, querida, el trabajo está a medio hacer! ¡No me juzgue tan de prisa! ¡Comprenda usted que lo más urgente era salvar su vida! Ahora, vamos a esmerarnos en hacerle un pechito adorable. ¿Acaso ignora que, en cirugía estética, realizamos actualmente verdaderos milagros? ¡Le aseguro a usted que la señora Naturaleza va a palidecer de envidia! ¡Vamos, vamos! No veo por ninguna parte su famoso coraje... ¡No va a desalentarse ante el primer obstáculo, sobre todo ante uno tan nimio!

Paulatinamente, llegaremos al punto en que le pedí perdón por mi debilidad. Se aparta de mí con esa sonrisa tranquilizadora que, en su sencillez, tanto sosiego y tanta fuerza me aporta. ¡Me encuentro más dispuesta que nunca a librarme de esta criminal celada que me ha tendido la fatalidad!

Se trata, en adelante, de explotar todas las razones de espera, y yo me aferro enérgicamente al presente, saboreando las más pequeñas manifestaciones de felicidad. Resuelta a llevar a buen término esta peligrosa convalecencia del cuerpo y del alma, me he prescrito a mí misma, para empezar, buena música y alegres lecturas. Y me entrego a ellas con delicia, en el silencio de mi cuarto, persuadida de que nada me será más saludable.

Debo contar, para ganar esta batalla, con mi educación, con mis raíces culturales y religiosas, cuyo profundo sentido descubro de nuevo en el curso de mis meditaciones. Obedezco siempre, con una lógica imparable, a las mismas reacciones, a los mismos impulsos, negativas o automatismos. Renovar los horizontes después de los cincuenta años es una verdadera apuesta. Esta exploración, lenta y minuciosa, me obliga a reconocer mis límites. Desbrozo el camino, sin la menor seguridad de hallar algo al final.

Si el pasado no es otra cosa que amargura, si todo en mí se rebela al pensar en una marcha atrás, ¿tengo yo, empero, el temperamento, las disposiciones, el poder de vivir de otro modo? Es fácil decir no, afirmar una elección y rechazar mentalmente una realidad dolorosa. Pero, ¿de dónde sacar la fuerza necesaria para reconstruir un equilibrio afectivo, para emprender de nuevo el camino sobre unos cimientos más sanos?

Los hijos me han encadenado largo tiempo a esta imagen de mujer sumisa a todos los imperativos de madre y de esposa.

En esta historia, triste y monótona, jamás he traicionado a nadie más que a mí misma. Mis hijos son ahora totalmente autónomos. Todos ellos han edificado ya su futuro. Desde que se casaron, nuestras tensiones se han exacerbado. Los momentos de intimidad, los impulsos de cariño, las penas compartidas y los secretos confiados pertenecen ya al pasado. Nuestras relaciones están ahora marcadas por una sorprendente aspereza, afirmándose cada uno en una oposición sistemática, y velando celosamente unos amores encerrados en sí mismos.

He cambiado mi papel de madre por el poco gratificante de suegra, cuya herencia es pesada desde la noche de los tiempos. ¡Pobres suegras! Ellas sirven para dar realce a otra, obligadas a decir lo que se debe o no se debe hacer, interviniendo siempre en el momento más inoportuno, reprimiendo, ¡no faltaba más! con un tradicionalismo furibundo. Para eso están. Así, apenas salidas de las inquietudes maternales, se ven relegadas, podríamos decir que por contrato, al desván de las cosas que no interesan; ellas representan la moralidad excesiva, el decoro, los prejuicios, los antiguos valores de los horrendos burgueses, y, en cargante mescolanza, los deberes, el respeto, el amor, la fe, Dios..., todo lo que hay que guardar con los viejos recuerdos, con los archivos familiares o en las ramas del árbol genealógico. Yo me siento a veces como esos bellos muebles antiguos que, después de haberse beneficiado de la respetuosa admiración de toda una familia, se ven, un buen día, relegados a alguna casa de campo aislada, y sólo prestan ya algún servicio en contadas ocasiones. No resignándome al papel de vaso de porcelana china, me he esforzado por inspirar algún cálido interés a mis hijos y a sus consortes. ¡He intentado seguir la corriente! Optimista incorregible, abuela dispuesta a servicios de todo género, sonriente ama de casa. Debo decir que mi papel de abuela, por el contrario, me ha reservado siempre grandes alegrías, y creo haber establecido con mis nietos una relación firme y verdadera. Ellos, por lo menos, no tenían, a priori, nada contra mí. Porque, respecto a los demás, habrá que pensar que llevo en mí el sello imperdonable del anacronismo, ya que el resultado no tiene nada de brillante.

¡Señores, hagan juego! ¡El juego ha terminado! Entonces, me voy. De momento, el hospital me sirve de refugio. Hago en él una cura de soledad, una dulce soledad altamente salvadora, que servirá para olvidar la soledad de dos en compañía, vivida cada día como una fuerte bofetada.

En todas las etapas de mi existencia, he intentado agarrarme a una felicidad que huía como la arena entre los dedos abiertos. Hoy en día, soy algo así como el alpinista derrengado que ha llegado a la cumbre de su ascensión. Contemplo los paisajes luminosos, pero desesperadamente desiertos, de mi pasado, que se desdibujan y difuminan en las nebulosas brumas del olvido. Nada de todo ello me pertenece en realidad, ya que nada me ha dejado. A los ojos de todos, no he hecho otra cosa que cumplir con mi deber. ¿Cómo explicarles que yo no pedía a cambio otra cosa que un poco de amor, una presencia a mi lado, un poco de aliento y de calor en mi vida? No tengo otra salida que huir en medio de la tormenta o seguir aislada, yerta, envuelta en el gélido frío de los recuerdos extinguidos. Ya no me queda ningún escalón que subir. Una playa de vida se extiende ante mí. ¿Tendré yo el coraje de dejar en ella mis huellas? Las tempestades y los aludes reservan, a veces, mañanas maravillosas a los viajeros fatigados por el invierno.

La noche me envuelve en su sueño. Las lacerantes punzadas de mi brazo se atenúan. Mi cuerpo y yo empezamos a caminar por el sosiego.

El día, tras la noche, me parece deslumbrador. Esta mañana decido dar un paseo por el jardín. El largo pasillo de mi hotel sin estrellas se anima con el tintineo metálico de las mesas de servicio a la hora del desayuno. El café con leche francés representará para mí, durante mucho tiempo, el olor de la resurrección.

Ésta es la hora deliciosa en que se suele parlotear un poco, mientras se mordisquean las rebanaditas de pan con mantequilla. Es todo un ritual, y yo vuelvo a ver gustosamente cada mañana a mi enfermera, muy jovencita, con una carita encantadora, que resplandece de floreciente salud. Envidio su solidez y su vivacidad. Ella, que convive diariamente con el sufrimiento y la muerte, ¿habrá sentido alguna vez cansancio, fastidio o monotonía? Se lo pregunto a quemarropa, en medio de nuestras pláticas familiares:

—No siempre resulta fácil —me contesta ella, poniéndose de pronto seria—. En cierto modo, flirtea una con la muerte. Se trata de mantenerla a distancia, de rehuirla, al tiempo que se habitúa una a su eventualidad, para mejor combatirla. Al comienzo de mi trabajo, mi impotencia, unida a la fatiga, se traducía en pesadillas. Ahora, me he alineado ya completamente en el lado de la vida, lucho con ella y por ella con paciencia, tenacidad y buen humor. ¡Qué otra cosa puedo hacer!

Se echa a reír y exclama:

—¡Vaya una pregunta para hacerla tan temprano!

La encuentro adorable por su juventud ¡y tan juiciosa! Nuestra amistad se ha convertido en cariño recíproco. ¡Con lo que me hubiese gustado tener con mi propia hija este calor, esta complicidad, este diálogo tan fácil y confiado! Sin duda soy culpable de un exceso de amor. Trataba siempre, llegado el momento, de apartar de mí a mi hijo, pues no quería de ninguna manera encerrarle en un cariño que pudiera impedir que floreciese plenamente como hombre. Aunque esto fuera muy penoso para mí, porque un niño no comprende en absoluto semejante gesto, sé que tuve toda la razón cuando contemplo, con legítimo orgullo, al hombre cabal que de él ha salido.

Podrán decirme, empero, que el verdadero amor se basta a sí mismo y no espera nada a cambio. Amar encierra en sí un milagro íntimo de gozo y de felicidad. Yo no he llegado a alcanzar un nivel tan sublime, lo confieso. Yo espero a cambio un óbolo de afecto y de calor. La tibieza o la indiferencia de los demás me lastiman. El amor se define a mis ojos como un reparto, se nutre y crece con mayor vitalidad en la reciprocidad. Sobre esta finalidad había edificado yo todas mis esperanzas de dicha y de equilibrio. El resultado es lamentable; y la experiencia, difícil. No se puede dar forma a los demás en el molde del propio amor. Hay que adaptarse, hay que aceptar las diferencias. ¿Cómo vivirlas sin sufrir?

Por primera vez desde mi llegada, bajo la escalera del «Hôtel-Dieu» y voy al jardín, que, a lo largo de estos últimos días, se ha convertido, para mí, en la tierra prometida. Se trata de un jardín apacible y quieto, como trazado con tiralíneas, donde la mano del jardinero ha puesto unas flores de colores vivos. El susurro del surtidor y las campanas de Notre-Dame ponen una nota definitiva a la paz de este lugar, semejante a la del jardín de un convento de monjas, hecho para devolver la serenidad a las almas sufrientes. Tengo deseos de sentarme en el césped y reposar en él como en los días felices de mi infancia, pero no me atrevo. Respiro con embriaguez el perfume de las flores, el olor de la hierba, el aire dulce y tibio del estío. ¡Y pensar que estamos en pleno corazón de París!

Los rostros de los extenuados convalecientes, inmóviles en los bancos que jalonan las avenidas, destacan su palidez sobre este fondo tornasolado. Otros enfermos, tímidamente, se arriesgan a caminar con pesadez, encorvados, aferrados al brazo de un pariente o de una enfermera. Todo se mueve a cámara lenta, pero súbitamente, como un cometa, una forma blanca pasa corriendo hacia otra ala del edificio.

Me siento atraída por cada una de aquellas caras pálidas. El sufrimiento, la angustia ante la muerte, se hacen aquí cosmopolitas. Cambiamos leves sonrisas vacías de deseo. Nuestras debilidades nos aproximan, y, más allá de las miradas apagadas, quisiéramos, estoy segura de ello, conocernos mejor, compartir nuestras penas, compadecernos unos a otros, como si el sufrimiento de los demás aliviara nuestra propia angustia solitaria. La dolencia crea vínculos de espontánea solidaridad, y allí me hice yo con sinceros amigos. El tiempo carece ya de importancia. Pasa lentamente, sin otro imperativo que el de vencer esa lentitud. Sé que, detrás de cada mirada, las mismas esperanzas incuban la misma impaciencia.

Mi paso se hace pesado. Siento abatirse sobre mí la fatiga, pero una etapa más ha quedado franqueada. Desde hace algunos días tengo ojos para ver, oídos para oír, manos deseosas de acariciar. El tiempo no me tritura ya con su implacable exigencia, ha dejado de hostigarme con mortal frenesí, y me prometo a mí misma colgarlo, vencido, en el reloj de pared de mi nueva vida.

Mi habitación se anima esta tarde de una manera poco habitual: la familia, al completo, se ha reunido junto a mi cama. Unos sentimientos confusos de alegría y de temor me agitan ante este reencuentro: vamos a tener largos discursos paralelos, un poco forzados, en los que cada uno cuidará mucho de enmascarar su verdadera manera de ser. La enfermedad ajena es causa de increíbles metamorfosis en la mayoría de los mortales. Ella les recuerda sin duda su fragilidad, su vulnerabilidad, su miedo al imprevisible destino. Cada uno se apiada de sí mismo, abandona toda agresividad, busca razones consoladoras para las durezas de la existencia, se enternece, se compadece, se apresta a todas las concesiones. El sufrimiento y la muerte son los reveladores de inmensas virtudes altruistas perdidas en el fondo de los corazones, como si en otros tiempos, en otras circunstancias, nunca tuvieran la ocasión de expresarse.

Yo sabía que nadie adoptaría respecto a mí la actitud de los días corrientes. Desconfiaba de las mentiras, al tiempo que esperaba que el cariño vibrara en torno a mí. ¡Lo necesitaba tanto!

Siento que mi humor abatido recobra el vigor, y experimento, de pronto, unos deseos irreprimibles de reírme de este nuevo cuadro de familia enternecedor, un cliché de felicidad inédito en las páginas de nuestro álbum fotográfico.

Sonreímos todos, afectados y gozosos, a la vez, de vernos juntos, y sólo necesito un pequeño destello de imaginación para fijar la representación en el decorado familiar, más refinado, de nuestro apartamento de Milán.

Mi hija ocupa, como es debido, la parte más destacada de la escena, soberbia de feminidad, felina, modelada en gráciles redondeces. Su esbelto talle, su dorada cabellera y su madurez resuelta y conquistadora despiertan en mí unos sentimientos de inmensa admiración. Mi pequeña Deborah tiene todo lo necesario para ser una diosa inalterable. Parece haber salido directamente de alguna antigua leyenda, empuñando su cetro, para encarnar a una de esas reinas augustas, deslumbradoras de bravía dignidad, merecedoras de poderes y homenajes sin cuento. La amo, estoy orgullosa de ella, y lo habría dado todo para evitarle el más pequeño disgusto.

Desgraciadamente, nosotras dos nunca hemos encontrado terreno alguno para un entendimiento verdadero. De nuestras relaciones, incluso en los momentos privilegiados, saltan irremediablemente chispas de agresividad. Yo culpo a menudo al progreso, a la vida fácil de los niños de hoy en día, a mi excesiva tolerancia y a mi sensibilidad ridícula. En realidad, nuestros caracteres están constantemente en una oposición innata, siendo naturalmente incompatibles. El amor maternal no lo explica todo, ni es capaz de eliminar las diferencias.

Deslizándome a lo largo de mis almohadas, que nadie se acuerda de arreglar, considero hasta qué punto influyen los padres en el sesgo que toma, desde la edad más temprana, la personalidad de sus hijos. Después de todo, Deborah no ha elegido en absoluto a la madre que el azar le diera. Y ella tampoco se ha convertido exactamente en la hija que yo había soñado traer al mundo.

Ya no es el momento de los remordimientos machaconamente trillados. Rechazo, asimismo, las coronas de espinas de la culpabilidad. Las Escrituras dicen que nadie puede añadir un codo a su estatura. Acepto, pues, las carencias y debilidades de mi naturaleza ante el resultado de mi fórmula de educación maternal.

Mi lasitud excusa estos sueños, pero tengo que volver a la ruidosa realidad del momento: me cuesta muchísimo trabajo coger de nuevo el hilo de las conversaciones que animan mi cuarto. A decir verdad, todo gira desesperadamente en torno de la fecha de mi salida del hospital, cosa de la que yo no quiero ni que me hablen. El respiro tendría corta duración. El «Hôtel-Dieu» es mi primera casa en París. Me siento en él protegida, reconfortada, pero no lo bastante fuerte aún para enfrentarme con el mundo exterior.

—¿Tú crees que sería posible arrancarte el domingo de los cuidados de tus médicos? Iríamos a almorzar todos juntos a algún restaurante. ¡Necesitas cambiar de atmósfera!

Ha sido Alessandro, lleno de buena voluntad, quien ha lanzado esta invitación perentoria. No hay necesidad de buscar una respuesta, pues alguien ha contestado ya por mí.

—¡Buena idea, papá! Estoy seguro de que mamá apreciará este pequeño recreo. El cirujano ha dicho que todo va de maravilla. Además, una hora, o dos, fuera no le hará ningún daño.

—Tú puedes quedarte unos días más junto a mamá. Yo regreso a Milán para ocuparme de los asuntos en curso, no te preocupes —propone mi hijo.

—Y tú, Deborah, ¿qué piensas hacer?

—No lo sé todavía. Un poco de *shopping* en París, seguramente. Después de todos estos días de inquietud, me he tranquilizado en lo concerniente a la suerte de mamá. Está en manos del mejor especialista, y los resultados de los análisis son animadores.

Mi hija me sonríe. Sé que es sincera en su inquietud, y que su generosidad no es fingida. Deborah no engaña. Si sus palabras no fueran ciertas, ella, simplemente, no estaría aquí.

Así que queda decidido. Saldré el domingo. Me habría gustado mucho tener algunos días suplementarios de retiro total. Asiento, a fin de no prolongar la discusión. Es un viejo reflejo. ¡Y buena falta hace que salgamos todos de nuestros temores y de nuestras caras lúgubres!

Me resulta imposible dejar transparentar largo tiempo mis decepciones y mis disgustos. Mis humores hacen piruetas por encima de mis penas contenidas y acaban en sonrisas o en peticiones inesperadas. Me detesto por ello. Una mayor firmeza me hubiera valido menos indiferencia. Yo soy de aquellas que son manipuladas a la medida de los acontecimientos, y, batiéndome pronto en retirada, termino siempre por dar la respuesta que esperan de mí.

Acto seguido, llegan a toda marcha las sugerencias referentes al lugar de mi convalecencia. Yo siempre estoy dispuesta a decir a todo que sí. ¿Qué hacer si no? Un enfermo no puede tener la lucidez necesaria para decidir acerca de la organización de su convalecencia. La libertad no es todavía efectiva. ¡Pero con qué violencia sopla ya sobre mis sueños de evasión! La huida al anchuroso mundo no está ya lejos.

Soberbio de imaginación y de bondad, Alessandro, bien inspirado por una vez, anuncia que ha elegido Deauville y Quiberon para reponer nuestra salud. Porque, según nos dice ahora, también él necesita recuperarse de las fatigas de un año difícil en muchos aspectos. ¡Vaya por Deauville y Quiberon!

SOLSTICIO DE VERANO

III

Acojo con deleite mi recobrada soledad. El hecho de saberla efímera la hace más preciosa todavía. Mi misticismo ha convertido este cuarto en la celda de mi reconstrucción física y mental, y me aferro a ella como una bernacha a su roca.

Este júbilo me devuelve al que yo sentía, de pequeña, durante los ocho días de las fiestas de Souccoth. Para conmemorar la vida nómada de los judíos después de la huida de Egipto, abandonábamos nuestras confortables moradas y nos íbamos a vivir en cabañas de caña, decoradas con pinturas y rudimentariamente amuebladas. Allí, tres veces al día, a las horas de las comidas, dábamos gracias al Dios de Israel.

Yo pasaba, cada año, una semana maravillosa. Aquella casita, del tamaño de un pañuelo, me venía a la medida. Entraba en ella por una puertecita baja, cubierta con una cortina de lana roja. En su interior, me sentía devuelta a mí misma, protegida de todo, olvidando, durante ocho días, que tendría que crecer. Tomaba conciencia de lo más profundo de mi ser, de mi ritmo interior, acorde con la desnudez del recinto, con la serenidad de las cosas que me rodeaban.

Nada poseíamos en nuestra *soucca*, pero éramos muy felices en ella, unidos por la inevitable promiscuidad de un espacio restringido, y vinculados por el recuerdo que animaba nuestra fe.

La Fiesta de los Tabernáculos es un oasis de regocijo en el año judío. Todos los niños se entusiasman al aproximarse esta celebración. La cabaña de Souccoth nos introduce en el universo de las leyendas, en las que la casita es un lugar mágico por excelencia, el escenario de los milagros, de las apariciones fantásticas y las metamorfosis sobrenaturales.

Soñábamos, como todos los niños, que estábamos en la pequeña casita de «Blanca Nieves», en la de «Piel de Asno» o en la de los «Tres Cerditos». Y hete aquí que nosotros, pequeños judíos de la diáspora mediterránea, teníamos, una vez al año, una casita en la que Dios, según decían, realizaba milagros. Y los esperábamos de buena fe.

Nuestra sed de lo maravilloso encontraba allí lo que anhelaba. Además, era muy raro que no pasara nada, durante este período de meditación y de plegarias en el seno de la Naturaleza, prodigiosamente insólito. Luego, almacenábamos nuestra mística cosecha hasta el año siguiente; y semejantes alegrías nos parecían prometidas para cada año de nuestra vida.

En mi pequeña celda del «Hôtel-Dieu», mi inclinación hacia lo maravilloso renace al capricho de mi imaginación desenfrenada. He abandonado el fasto de mi apartamento milanés por este marco sencillo, cuyos menores detalles se me han hecho familiares. A partir de este momento, mi curación se asemeja a los milagros de Souccoth.

Lejos de añorar el lujo de que estaba rodeada, comprendo, de pronto, que lo que yo buscaba sin cesar era crear allí una justa armonía, adecuada a mi deseo de formar un verdadero hogar. Cada detalle del arreglo de nuestra casa, cada objeto, pasaba por el tamiz de mi gusto puntilloso. He dispendiado en vano tesoros de tiempo y de energía, obstinándome en amueblar aquellos aposentos, en los que ninguna presencia dejaría un alegre desorden; me he desvivido intentando, con todos los recursos de mi imaginación, crear un espacio, en el que mi sensibilidad no hallaba eco alguno. Esto sólo me valía las rechiflas de mi marido, poniendo de relieve la futilidad de mis preocupaciones y de mis necesidades, sin ver que su incomprensión hacia mis profundas motivaciones me humillaba todavía más.

Pero todo esto importa poco ahora. La apreciación de la felicidad se acrecienta en la desnudez y la austeridad. Ésta era la lección de los días de Souccoth. El frenesí de la posesión oculta las verdaderas riquezas interiores, prisioneras de las apariencias.

La andadura seguida en el silencio de mi forzado retiro, ha modificado secretamente mi espíritu, iluminando los puntos oscuros y borrando lo inútil. Dichosa de no sufrir más, dichosa simplemente de vivir, he relegado todo lo demás a un segundo plano. Un furioso anhelo de amar, de dar, de intercambiar, de ver y de oír se apodera de mí. Las consecuencias de la operación, la posible evolución del mal, ya no me espantan. Quiero considerarme fuera de peligro. Me he librado de un naufragio de mi identidad, de mi corazón y de mis deseos, mucho peor que la muerte. ¡Es preciso seguir adelante! Estoy dispuesta a la lucha.

El domingo siguiente, como había prometido, Alessandro vuelve de Milán. La comida ha sido silenciosa. Mi parquedad es atribuida a la fatiga. A decir verdad, siento que se van precisando las amenazas a la flamante apertura de mis veleidades de independencia. El fin de mi estancia en el «Hôtel-Dieu» no puede significar otra cosa que la reanudación de las hostilidades conyugales, puesto que estoy firmemente decidida a no ceder ya más. Por ello, sufro, por anticipado, unas incontrolables náuseas. Nosotros no tenemos nada más que decirnos. Adivino, no obstante, las confesiones contenidas de mi marido. Pero toda confesión de impotencia por su parte sería, lo sé, el preludio de una cólera que rompería la tregua debida a la operación. Lleno de solicitud, él hace, pues, un esfuerzo meritorio para diestraerme; y yo, para aparentar complacencia. Luego, a petición mía, me acompaña de vuelta al hospital.

Al día siguiente, al efectuar su visita cotidiana, el profesor Combray muestra una amplia sonrisa. Con ella, manifiesta su optimismo y se declara satisfecho de mi estado. Los análisis han alejado la obsesión de las metástasis ganglionares. Me autoriza a hacer salidas a la calle.

Ardiendo en deseos de aprovechar su permiso, telefoneo a todos mis amigos para anunciarles mi buena suerte. Mi primo reclama a grandes gritos la primera de mis salidas. Se apropia el papel de hermano mayor y porfía amablemente:

—¡Así que seremos nosotros quienes saquemos a la colegiala! Dime, Cenicienta, ¿tendrás permiso hasta medianoche o prefieres venir a almorzar?

Su buen humor y su bondad ponen de manifiesto su alegría de vivir. A sus setenta años, es tan bromista e imprevisible como un estudiante desenvuelto. Nunca he podido saber si habla en serio o si se trata de alguna de sus bromas. Además, es un incorregible hablador. Iris, su mujer, le trata maternalmente, como si fuera un *enfant terrible*. La mirada de sus ojos claros, como su nombre, y su voz pausada y dulce, saben moderar el ímpetu de su ruidoso esposo. Su personalidad, reposada y reflexiva, contrasta con la de su marido, expansivo y llano. Yo amo tiernamente a los dos.

Almuerzo, pues, en su casa el día de mi primera salida, dichosa de abandonarme a su calurosa solicitud, hambrienta de calor humano más que de buena mesa; aunque, como Iris es una cocinera maravillosa, el almuerzo es excelente. Mi primo me iba pasando los platos con un estilo burlesco de mayordomo de rancio abolengo, desbordante de atenciones y de buena voluntad.

—¡Vamos, Sarah, come, come! —exclamaba—. Tus cabellos están sin brillo, tienes la tez pálida, te tiemblan las manos... ¡Una verdadera catástrofe! Necesitas tener fuerza. ¡Come, te lo digo yo!

Yo sonreía, ante esta concepción arcaica de la dietética y de la salud. Mi padre también me exhortaba siempre a comer, citando con aires de glotón cada uno de los platos de la minuta. ¡Como si sólo tuviéramos nuestros dientes y nuestro estómago para construir nuestra robustez! Iris acudió en mi socorro.

—Pero déjala en paz —le dijo graciosamente—. Come lo que puedas, Sarah, y no le hagas caso. ¡Es insoportable!

—Vosotras, las mujeres, no comprendéis nada de nada en lo tocante a vuestra comida. ¡Os creéis que sois pajarillos! ¡Cuatro o cinco cucharadas y sanseacabó: ya estáis hartas! Sarah, mírame a mí y dime una cosa: ¿cómo me encuentras?

—Eres un hombre verdaderamente guapo, y, sobre todo, muy dinámico. ¡Eso es lo menos que se te puede decir!

—Pues todo esto se debe, sencillamente, a mi salud, y ésta se la debo a mi buen apetito. Yo como de todo corazón estas cosas sabrosas que tanto me gustan. Hago honor a la comida, a Iris, a la vida. Y tú..., ¡tú te limitas a perder el tiempo con tu plato! ¿Cómo quieres que pueda trabajar, reflexionar, reír u orar si sólo tengo en el estómago un bocadito de nada? ¡Come, te lo digo yo! ¡Tú misma me darás luego las gracias, ya lo verás! ¡Mis consejos son siempre buenos!

Me limito a reírme de esta vehemente declaración, y le trato de sibarita. Pero él sigue en sus trece:

—Además, yo soy un perfecto deportista. ¿Sabes que he sido seleccionado para disputar las pruebas olímpicas de fútbol de la tercera edad? Los monitores me han encontrado de una fortaleza destacable. ¡Sí, sí!

—Lo cierto es que estás en forma, magníficamente en forma —le digo, un poco desconcertada.

—¡Sí, y tengo que ir a Caracas, para tomar parte en los primeros campeonatos de la temporada! Iris, ¿te has ocupado de mis cosas?

Iris contiene con un guiño burlón y un suspiro falsamente exagerado, las elucubraciones de su marido, quien está contento de verme en su casa y trata de sosegarme, portándose admirablemente y haciendo el payaso. Me tengo que reír y, sin darme cuenta, devoro el contenido de mi plato, arrastrada por su facundia y su buen humor.

—¿Cuándo viene a buscarte mi primo para tu convalecencia?

—El próximo domingo.

—Deauville es un sitio que te gustará. ¡Vas a ser locamente romántica, en tu convalecencia vagabundeando sobre las piedrecillas! ¡Vais a vivir una nueva luna de miel! ¡Dentro de un par de meses, volveremos a encontrar a la joven desposada de hace treinta y cinco años! ¡Qué fiesta nunca vista fue tu boda! Me parece estar viendo tu vestido de boda de cuento de hadas. ¡Mi tío llevaba a su princesa al altar, y nada era demasiado hermoso para ella! Como quiera que sea, has tenido mucha suerte. Tu marido es formidable. Buen padre, buen esposo, buen trabajador... En el fondo, has estado muy mimada por la vida, ¿no es cierto?

Se ha ido animando con su verbo y su generosidad. Su pregunta no lo es en realidad. No espera respuesta alguna. No quiero lastimarle dando un desmentido a la visión color de rosa que tiene de mi vida. ¡Nos hemos perdido de vista durante tanto tiempo! Nuestras relaciones se fueron espaciando después de mi boda, y sólo le veía al pasar por París en mis viajes de negocios. No sabe absolutamente nada de mi vida conyugal. Es posible que, más adelante, pueda hablarle de ella. Estoy segura de que me comprenderá. Iris, tan fina como sensible, se ha dado cuenta, empero, de mi repentina crispación, y desvía delicadamente el curso de la conversación. Mi primo prodiga el calor que emana de su persona, sin ostentación, con una jovialidad que desarma. Yo me dejo llevar por el placer de hallarme hoy en su casa, y me guardo muy bien de contradecirle. A su contacto, recobro mi exuberancia de jovencita, para mantenerme a su altura.

El final de este día llega demasiado pronto. Les dejo de mala gana, para regresar al hospital, llevándome en el alma todo el sol de España. Mientras retorno, pienso en esta pareja que ha sabido preservar su equilibrio sin permitir que el hábito, el aburrimiento y la rutina minen el edificio de su vida conyugal. Cada uno de ellos ha ido poniendo pacientemente su piedra, pulida por el cariño. Durante unos instantes, he compartido con ellos, en su casa, la armonía de una vejez para dos, asumida con inteligencia.

Cada cosa tiene su tiempo. Los que no saben medir su energía para satisfacer las múltiples necesidades de la existencia, acaban, más pronto o más tarde, en el caos del corazón y de la mente. Mi marido y yo hemos sacrificado nuestra felicidad, al descuidar una parte esencial de la verdad. Nosotros nos hemos enfrentado, en vez de compenetrarnos. De este modo, hemos ido avanzando por caminos paralelos.

El taxi me ha dejado ante el gran porche del hospital. El templo de Notre-Dame está iluminado por los últimos rayos del sol. El aire es tibio. Un crepúsculo azulado baña los contornos de los viejos edificios pardos. Vuelvo al silencio de los pasillos del desierto «Hôtel-Dieu». Esta tarde, todo tiene un aspecto irreal. Me muevo como en un sueño, en el que gustosamente me quedaría. Me parece que mis pasos me han llevado esta tarde a mi casa. Este sitio vivo, en el que alienta el espíritu que animaba el hogar de mi padre, me dejará, después de mi partida, un sentimiento indeleble de felicidad. En adelante, avanzaré por la vida como por estos pasillos, persuadida, incluso al errar, de que existe una pequeña celda apacible en la que pueden reposar mi cuerpo y mi espíritu, excesivamente cansados. El hospital es un microcosmos de vida: paso, llena de esperanza, por delante de estas puertas, cerradas sobre sus secretos dolorosos, y me siento presa de una oleada de melancolía. Esta ruptura repentina despierta en mí una inmensa piedad, un deseo maternal de consolar las penas de los demás, quizá para mejor acunar la mía. Mi habitación está embalsamada por una gran profusión de flores. Suspiro de gratitud por ello.

Al acercarme a un espejo, contemplo el rostro de esta mujer agotada, marcada por diversas y excesivas emociones, prematuramente envejecida. Estas facciones demacradas y esta tez grisácea, bajo el cabello sin brillo, no pueden engañar a nadie, pero no me asustan en demasía. Hay que reaccionar, y me siento capaz de hacerlo. Está en marcha una curiosa gestación, una gestación de la que saldré metamorfoseada. Debo concederle el tiempo necesario para que se realice. Jamás he amado la vida con tanta avidez.

La idea de volver a tomar en mis manos mi propio destino dinamiza mis débiles energías. Empiezo a saber con precisión lo que quiero y a qué me niego. Primer punto: no quiero volver a Milán. Pensándolo bien, ahí está el nudo del problema. Sé bien que un retorno al clima familiar ahogaría en mí toda esperanza de felicidad. Ya no me queda nada que vivir ni desear allí, de lo que no conozca ya el peso exacto de amargura y de desilusión que me reportaría. Prefiero sufrir otras diez operaciones quirúrgicas a tener que pasar un día más sobre las ruinas de mi vida conyugal. Un retorno sería lo peor. Mas presiento otra batalla torturadora: el asombro de los hijos, las súplicas de su padre, la curiosidad de los amigos milaneses, todos los hipócritas pudores del qué dirán. Sé, por anticipado, que los «parece ser», los «sabes tú» y los «figúrate» circularán a toda marcha, telefoneados a la hora del té y los pastelillos. Confieso que no estoy lo bastante liberada como para afrontarlos sin escrúpulos. Después de todo, no hace tanto tiempo que yo ocupaba mi puesto en esta ronda absurda, desengañada, es cierto, pero integrada como un peón al lado de mi esposo, en el tablero mundano de Milán. Sé que lo que allí se diga y se haga alcanzará repercusiones directas en el comportamiento de Alessandro. Él tendrá verdadero horror a verse proyectado por mi culpa al primer plano de la escena milanesa, y no me lo perdonará. Imposible evitarle lo que va a interpretar como una afrenta escandalosa.

Me siento orgullosa de haber logrado superar los convencionalismos, embriagada de poder elegir sola, en adelante, sin tener en cuenta sus críticas acerbas, que poseen el don de desnaturalizar mis vivencias. Éste es el primer desafío que oso llevar hasta el fin. Es penoso y desgarrador, pero condiciona otras muchas decisiones, grandes y pequeñas, que voy a tener que tomar cada día. A despecho de mis remordimientos, encuentro en ello un nuevo aliento, sorprendida de mi audacia, de mi desenvoltura, dejo atrás mis obsesiones de mujer.

Mis proyectos están a la altura de mi exaltación: son vagos y miríficos. Yo quiero, simplemente, vivir lo contrario de todo cuanto he conocido hasta ahora. He pagado el precio de una libertad insospechada, sin saber todavía qué voy a hacer de ella. La idea se hace a veces vertiginosa, difícil de soportar; tanta es la felicidad que me reporta.

Voy a descubrir Normandía, y luego Bretaña, nuevas caras, nuevas esperanzas. Saber que Alessandro debe acompañarme no me molesta en absoluto. Él es una figura familiar de mi pasado, pero ya no me oculta el porvenir. Además, sus negocios no tardarán en hacerle volver a Milán. Mas yo no censuraré ya, como antaño, esta empresa excesivamente absorbente, no me consumiré más esperando la limosna de unos días, o de unas horas, de atención. Él seguirá su camino, como de costumbre, y yo, por mi parte, emprenderé la tarea de descubrir el mío.

El vencimiento de mis aprensiones es esta vez preciso: debo regresar aquí en setiembre, para ofrecer de nuevo mi pecho al bisturí de los cirujanos. Esta vez se tratará de una intervención destinada a reducir el seno izquierdo, a fin de restablecer el equilibrio de mi busto, y al mismo tiempo evitar, quitando la glándula mamaria, todo riesgo de ver aparecer otro cáncer. El profesor Combray me ha explicado que eso sucede muy raramente, pero que, como esta intervención tiene una finalidad estética, conviene aprovecharla ya para eliminar todo peligro. La hospitalización necesitará diez días de inmovilidad. Hasta ahora, cada uno de nosotros ha aprovechado la operación como una excusa cómoda para evitar toda palabra con carácter de ultimátum. Será la última prórroga, antes de la confesión de mi marcha definitiva.

Y, hablando de prórrogas, yo me digo que ésta es más aleatoria para mí que para Alessandro. ¿Quién puede decir la que me concederá el cáncer? El plazo de una remisión segura es de cinco años largos. El proceso de esta sorda destrucción puede recomenzar en cualquier momento. La lucha no tiene fin, lo mismo que la vigilancia. La fuerza de mi convicción viene entonces a dominar mis inquietudes. Lo importante, si hay que morir, habrá sido tomarse el tiempo de vivir antes de que sea demasiado tarde, de saber lo que es la vida en toda su plenitud. Me duermo, pues, con ciertas certezas para las que mi fe no tiene nada de extraña.

La semana ha estado adornada por un sinfín de situaciones imprevistas, enriquecedoras, que han servido de trampolín a mis deseos de metamorfosis. Renée, Iris y Christiane, una vieja amiga mía, me acompañan y me guían por París. Caminamos alegremente por los Campos Elíseos, bajo un sol radiante. Según mi cansancio, o nuestro estado de ánimo, almorzamos en casa de una o de otra, o bien en una taberna o un restaurante. Las tres se muestran desbordantes de ingenio y de imaginación. Nos abandonamos un poco a la corriente. Traigo locas a mis amigas, a fuerza de apurarlas para que me lleven a un sitio y a otro. Nunca me quedo satisfecha de nada, todo lo quiero tener al instante, impaciente, desbocada, ansiosa de devorar el tiempo, este tiempo que me pertenece. Descubro la capital con alborozo. Nuestras carreras hasta perder el aliento, así como nuestras risas, se calman un momento en la terraza de algún café. Los ojos me resultan insuficientes para verlo todo. La calle me aturde y me fascina, ruidosa a causa de los automóviles que cuadriculan las plazas, animada por una muchedumbre presurosa de niños, hombres de negocios, boquiabiertos papanatas y chicas soberbias, salidas de alguna tienda, que deambulan ante los grupos de consumidores sentados, que beben a pequeños sorbos el contenido de sus vasos. Un teatro permanente, insólito, increíble a veces, en que la vida explosiona, elegante, burlesca o simplemente banal, en las aceras enfebrecidas.

Mis fulgurantes progresos en francés asombran a mis amigas. Me alborozo ante los escaparates, que deslumbran con los colores de la moda estival. Todo me atrae. He de prepararme un pequeño guardarropa para las playas de mi convalecencia. También quiero concertar día y hora en casa de la *esthéticienne,* escoger nuevos maquillajes, reavivar el brillo de mis cabellos. He adoptado una serie de decisiones para luchar contra la tristeza; el rojo, el anarajando, el amarillo y el blanco para los vestidos; un rubio ceniza para los cabellos y una armonía de tonos grosella madura para el maquillaje. A partir de este momento, puedo afanarme ya para resucitar ante el espejo la imagen de una mujer que me agrada y me sorprende también un poco.

Seducida por el aspecto de un vestidito bien cortado de vivos colores, entro en una tienda. Me turbo ligeramente, y la vendedora sonríe, amable y paciente, ante mis precipitadas preguntas. Este vestido es una maravilla de pequeña confección cuidada. Pero, en el momento de probármelo, hago un movimiento de retroceso. Como cogidas en flagrante delito, mis manos vuelan hacia el vendaje que cubre mi pecho. ¡Lloraría de rabia! La vendedora, intuitiva, lo comprende todo, y, antes de que yo pueda abrir la boca, me dice en voz baja: ¡Yo también, Madame! ¡De modo que ha sufrido la misma operación que yo! Su belleza radiante no deja adivinar nada de la prótesis oculta bajo el corpiño de seda.

El azar me ofrece, por su mediación, una magnífica prueba de que la curación es posible. ¡Si todo va bien, recobraré una elegancia parecida a la suya! Mis resoluciones apuran de nuevo a mis deseos, como si hubiera que quemar etapas, demasiado largas para mi voluntad.

Así que me pruebo el vestido, que no me va en absoluto: las redondeces del maniquí alisaban todas las piezas de la falda, que tiene una caída exquisita. ¡Yo estoy muy lejos de las perfecciones del modelo! La tela forma unas feas arrugas sobre el desequilibrado sujetador, y el talle se desliza por las caderas. Sobre mí, el conjunto no hace un efecto muy bonito que digamos, pero su línea sobria y graciosa y su seductor estampado me deciden a comprarlo. Me quedará bien dentro de un mes, cuando el sol de Quiberon haya dilatado mi cuerpo.

Me veo en la playa, bronceada, la cabellera al viento, como un grabado de moda. ¡Soñar tiene algo bueno, permite paliar las insuficiencias de la realidad!

Renée me aprueba y pide gracia, pues nos tambaleamos ya bajo el peso de los paquetes. Regreso cansada, pero encantada y prodigiosamente vivaz.

El teléfono no deja de sonar: citas, invitaciones, visitas..., mis jornadas están sobrecargadas. Descanso por la mañana, recibo a mi médico, almuerzo sin premura, y me obligo a hacer una siesta antes de evadirme y correr por las calles, al capricho de mi libertad y de mis deseos.

La tarde más reposada la he pasado en un instituto de belleza, el santuario de la moda y de las últimas técnicas de los cuidados corporales. En la cabina, un curioso camarín rosado, me abandono en manos de una *esthéticienne,* que me promete una metamorfosis sin precedentes. Le he hablado de mi caso, para justificar mi aspecto y explicar la causa de mis ojos fatigados y mis profundas ojeras. Ella me recomienda el tratamiento adecuado, tratando mi problema con perfecta naturalidad. Podría creerse que todas las mujeres que entran aquí para recobrar su encanto proceden de un servicio hospitalario de cancerología. Sin embargo, su naturalidad me place. Ella desdramatiza maravillosamente la situación y no me obliga a mostrar un aspecto derrotado; cuando no me siento en absoluto derrotada. Eso es, precisamente, lo que espero de los demás para encontrarme a gusto.

Se extiende, con plena convicción, en la explicación de la eficacia de sus productos, mientras yo comienzo a apreciar inmediatamente los efectos de sus técnicas suaves. Empieza un ritual delicado de golpecitos, roces y masajes, acompañado de suaves perfumes y de cremas grasas y refrescantes. Me adormezco confortablemente en mi butacón.

Cuando, finalmente, emerjo, sólo falta el toque final del maquillaje, último refinamiento del cuidado. El resultado rebasa todas mis esperanzas, ¡verdaderamente, me parezco a las más elegantes mujeres de París! Los ojos, alargados como almendras por el centelleante juego de los afeites, la mirada avivada, los pómulos rosados con unos polvos opalescentes, y los labios color grosella madura. Me encuentro magnífica.

He tenido esta noche un sueño en color y en cinemascope, revelador de mis inconscientes deseos: salía yo desnuda de un baño de mar espumoso, corriéndome la rosada espuma por el cuerpo. Brillaba al sol como *Venus Anadiomene*, admirable de perfección y de pureza. Dos senos de oro macizo se redondeaban en mi pecho. Mi complaciente *esthéticienne* daba el último toque a mi maquillaje allí mismo, en la arena. Más que andar, volaba, libre y dichosa, envuelta por la tibia brisa estival. Al otro extremo de la escena, mi hijo, mi hija y mi marido agitaban desesperadamente los brazos para alcanzarme. Mas yo proseguía mi carrera, aparentando no verlos.

Las exclamaciones de Christiane, al día siguiente, me permiten comprobar que mi espejo no me engaña. Se deshace en halagadores elogios a mi aspecto y mi belleza. Al igual que Renée, ha seguido perfectamente el profundo sentido de mis acciones, y, durante estos días, ha nacido entre nosotras una complicidad deliciosa.

Finaliza mi estancia en París, un mes de sufrimientos y de alegrías mezclados, que termina en una imprevisible revolución interior. Nadie sospecha hasta qué punto me va a arrastrar. Renée, Iris y Christiane quedarían asombradas si ahora mismo les confiara mis proyectos. Llegará el día de explicárselo todo, una vez tomada mi decisión.

Nadie lo sospecha, salvo el profesor Combray, al cual no se le escapa nada concerniente a las cicatrizaciones del cuerpo y del espíritu. Hemos fijado la fecha para la segunda intervención, que será a finales del próximo agosto. Ha mirado pensativamente a Alessandro, y luego se ha vuelto hacia mí.

—¿Sabe usted, señor mío, que nuestra enferma es un fenómeno? Nunca he visto a nadie que se encuentre tan a gusto como ella en el hospital. Se siente aquí manifiestamente feliz, y creo que debemos meditar mucho acerca de ello.

Me mira atentamente, y añade con la mayor seriedad del mundo:

—Querida señora, es usted una nueva Elisabetta de Austria. Este exilio le place mucho, y hay algo que me dice que no regresará usted en seguida a Milán.

Terriblemente emocionada, soy incapaz de pronunciar una sola palabra. Verdaderamente, puedo contar con él como con el amigo más fiel y más perspicaz. Alessandro, desconcertado, enuncia unas vagas consideraciones acerca de la necesaria lentitud de mi convalecencia, después de una operación tan grave. El profesor se despide, acto seguido, de nosotros. Debo decir que esta operación, a pesar de ser sólo verbal, no por ello ha resultado la menos delicada ni la menos vital. Ha puesto de mi parte todo el peso de su autoridad, de su palabra de médico y de hombre fuerte. ¡Alessandro no podrá dejar de reflexionar acerca de todo lo que significan estas palabras, aparentemente anodinas, pero tan impregnadas de consecuencias!

Ahora tengo que despedirme de mis amigos del hospital, con lágrimas en los ojos y el corazón afligido. ¡Sin embargo, es muy cierto que he sido dichosa en el «Hôtel-Dieu», tan bien atendida y con un entorno tan grato! ¡Tengo mucha suerte, en comparación con muchos de los enfermos que hay aquí, lo cual hace que mi pena, al dejarles, sea aún más viva. Algunos tienen que continuar internados durante varios meses, mientras otros, probablemente, no saldrán jamás. Tengo que volver la página sobre su silencio y sus esperanzas, pero me parece muy pesada. Nos ha costado mucho encontrar el tono justo para despedirnos. Creo haber aprendido aquí a amar mejor que de ordinario. He empezado a conocer la verdadera angustia, su mirada vacía, sus tristes cansancios, sus desesperaciones violentas, sus súplicas mudas. Compartir su carga ha servido de levadura a mi resurrección y de lección a mi ignorancia de los demás. Todos nosotros pagamos, aquí o fuera de aquí, el precio de nuestras libertades. Nadie escapa a esta realidad implacable. Me llevo este íntimo secreto en mi propia carne.

Debo dedicar mi último día a ver a mis amigos, a mis primos, a despedirme de todos aquellos que me han sostenido. Esta amistad calurosa y espontánea, este afectuoso desinterés, han sido recibidos por mí como el más precioso de los dones. Nunca lo había disfrutado en tan alto grado. La recompensa bien merece el tributo pagado. Haberla descubierto me ha hecho el efecto de un elixir de juventud: tengo ante mí mil cosas que vivir, y no lamento nada de lo pasado.

Mi enfermera se burla amablemente de mí, para cortar por lo sano tanta emoción: ¡Vamos, vamos, Madame Di Rovasena, eso no es razonable, es usted un verdadero surtidor!

Feliz y melancólica a la vez, sumo en un mar de lágrimas mi jornada y mis proyectos. Pero no los olvidaré ni un solo instante.

Dejo mi equipaje en el hotel, donde mi marido debe reunirse conmigo esta misma tarde. Impulsada por una imperiosa necesidad de orar, me encuentro en la sinagoga de la rue de la Victoire. Los cánticos de una ceremonia nupcial se elevan con solemnidad desde el altar. Su acento ardiente nos habla del vínculo sobrenatural de la fe, que une el cielo y la tierra. Penetro en el corazón de un manantial vivo, propio para liberar mi intuición adormecida.

En todo oficio religioso, me siento al punto dominada por la liturgia hebrea. Mi alma sigue el ritmo de mis modulaciones misteriosas y vuela cada vez más alto, flota en un éxtasis en el que Dios está para mí presente. Mi comunión espiritual reviste, en ese instante, la bienaventuranza de una felicidad pura. Al entrar en la casa del Señor, abandono mis preocupaciones e inquietudes. En estos lugares, hay una fuerza inconmensurable que me envuelve enteramente. Pierdo la noción del tiempo, y me refugio en la ausencia de contingencias y de necesidades, primer acercamiento de mi ser al amor divino.

La transmutación del plomo en oro es obra del maestro alquimista del corazón y del espíritu, el maestro de las metamorfosis, que sondea, modifica y transfigura nuestras secretas conciencias.

Jamás he sabido hallar otra cosa que mis lágrimas para liberar la viejísima emoción que se adueña siempre de mí en la atmósfera sagrada de las sinagogas.

Recuerdos. De niña, acompañaba allí a mi padre. Pegada a mi banco, estática, escuchaba subyugada las ceremonias, de principio a fin. Aquellas lentas letanías me conmocionaban. Sin comprender una sola palabra, vibraba a los acentos del oficiante, a los ecos de las respuestas murmuradas por los fieles. Nunca me he aburrido al seguir, casi contra mi voluntad, las oraciones de la asamblea, su puntuación, sus subidas y bajadas, cantando mis sueños infantiles.

Hoy día, comprendo mejor el himno de David, que entonces balbuceaba maquinalmente acompañando a mi padre:

> Tu soberanía abarca a todos los mundos
> y a todas las generaciones.
> Tú sostienes a los que flaquean
> y enderezas a los que se han doblado.
> Todos los seres fijan sus miradas en Ti,
> pues eres Tú quien les procura a tiempo
> su subsistencia.
> Que mi boca cante tus alabanzas,
> oh, Padre Eterno,
> y que toda criatura bendiga para siempre
> Tu santo Nombre.

La ceremonia termina con un beso que intercambian los recién casados. Un recuerdo fugitivo conmueve mi corazón. Prefiero no detenerme en él. Cúmplase la voluntad de Dios, así en la tierra como en el cielo.

En el templo desierto, resuenan aún los melodiosos murmullos. ¿Cuántas llamadas, de alegría o de adiós, han dejado su eco entre los muros de este santuario? En el hospital, luchamos con la saña de la desesperación. Aquí, nos rendimos con humildad a la evidencia. Necesitamos una ayuda poderosa para desenredar los misterios de nuestra vida de ilusiones.

Nuestros destellos de clarividencia, nuestras ideas geniales, son testimonio de la intervención de Dios en el destino de los hombres. Yo no creo, decididamente, en un Padre Celestial mudo e insensible, inútil, atrincherado en sus etéreas alturas. Cada una de mis llamadas ha recibido su respuesta, cada una de mis angustias, su consuelo tranquilizador.

—Su esposo ha llegado, Madame. Se reunirá con usted dentro de unos minutos.

Descuelgo la llave de mi número en la recepción del hotel. Quiero terminar mis preparativos y llegar cuanto antes a Deauville. Antes de nuestra partida, Alessandro se empeña en llevarme a un famoso restaurante de París. Sea. Me siento distendida. Él parece estar a gusto, enteramente entregado al gozo de sus vacaciones en Normandía. Hacía mucho tiempo que no lo veía así.

—Al principio, no había creído, lo confieso, en la gravedad de tu estado. Tampoco comprendía muy bien por qué habías elegido París, prefiriéndolo a Milán. Tu dolencia y tu partida, lo reconozco, sobrepasaron mi paciencia. No me gusta, ya lo sabes, que se desarregle mi modo de vida habitual. Me resulta intolerable añadir nuevas preocupaciones a las que ya llenan sobradamente mis días. Lo reconozco; sin lugar a dudas, soy perezoso y egoísta. No tenemos la suficiente caridad para intentar comprender mejor a los demás, ni la suficiente caridad ni el suficiente tiempo.

En su rostro, se lee una expresión de impotencia. ¿Tendré yo el suficiente valor para seguir imperturbable? Estoy terriblemente conmovida. ¡Hace tanto tiempo que esperaba oír estas palabras de su boca!

—Bueno —prosigue él—, sé que no soy un marido modelo. Hago lo que puedo. Soy un zopenco, y la galantería no es mi fuerte. Las buenas palabras tampoco. Compréndelo, he puesto demasiada ambición en nuestra empresa. Las cosas esenciales se me han escapado. Una mujer a la que se quiere amar y rodear de atenciones supone una serie de obstáculos para una organización estricta. Nunca he sabido admitirlo y vivirlo. Pero, en estos últimos tiempos, me he dado cuenta de que nuestra casa está terriblemente vacía sin ti. Siento tu presencia en cada habitación, y te echo de menos. Ni siquiera tengo valor, como tú misma puedes constatar. Lo que quiero ahora es que vuelvas a casa lo antes posible.

Mi silencio le anima a proseguir.

—Los amores de nuestros veinte años me parecen muy frágiles. Me gustaría mucho saber lo que tú piensas de ello. A pesar de todo, yo no he amado a nadie más que a ti. Si alguna vez he olvidado decírtelo, hoy quiero hacerlo sinceramente.

Siento que las aguas de mi alma llegan al nivel de alerta. Mastico, para dar la impresión de que estoy comiendo, pero soy incapaz de tragar un solo bocado. Un enorme pánico me oprime. Siento que ambos estamos aislados, en medio de la multitud sentada, harta, después de sus ágapes dominicales. Saciados de emociones hasta la indigestión, sólo nos queda el remedio de hacernos carantoñas o caricias fingidas. Tengo miedo de romper a llorar. Me cuesta lo indecible reprimir los sollozos, y trituro nerviosamente mi vestido, a fin de desahogar mi abrumadora turbación, en un gesto de angustia familiar. Me prohíbo ceder al enternecimiento, y trato de analizar objetivamente el aspecto que toma este nuevo género de conversación a solas.

—¡Otra vez te he echado a perder la comida! Quizá no haya sido éste el momento oportuno para tales confidencias. ¡Pero tenía tantas ganas de decírtelo! ¿Estás cansada? Creo que Deauville te sentará muy bien. ¡Pero si no has comido nada! ¿Te acuerdas de la pequeña taberna de Tonino, con sus linternas multicolores? Íbamos allí a degustar sus canelones después de nuestra boda. Yo era terriblemente celoso. Resplandecías de belleza, y yo estaba a punto de rugir cada vez que un hombre ponía en ti su mirada. Tú colmabas todas mis vanidades de joven. Y te sigo encontrando igual de guapa, ¿sabes?

He hecho mal en no decírtelo más a menudo.

Este alud de declaraciones acabó literalmente conmigo. Ya no sabía si tenía que juzgarle arrepentido, sincero, desdichado o particularmente taimado y hábil, o bien inexplicablemente cambiado. En el preciso momento en que yo había decidido volver a tomar mi vida en mis propias manos, y, por consiguiente, huir de su lado, él, como si lo hubiera presentido, intentaba minar este impulso por su propia base. ¿Era acaso el fruto de la meditación aconsejada por el médico? Me negaba a creerlo fácilmente. No era cosa de dejarme influir de nuevo. Hubiera querido callar, pero él esperaba, evidentemente, una respuesta. De manera que empecé a hablar despacio, sopesando bien mis palabras, pues sabía que, esta vez, era yo quien iba a herirle.

—Es duro contestarte, Alessandro. Tu confesión me coge desprevenida. ¡He estado tantos años esperando que me dijeras esto! Llega un poco tarde, sobre tantas y tantas heridas todavía mal cicatrizadas. No tienes por qué excusarte. Has hecho lo que has podido. Hace mucho tiempo que comprendí que no debía pedirte lo que no podías darme. Ya me había resignado a ello. Sólo que el amor no resiste mucho tiempo a la resignación. Y luego, ya lo ves, bajo el peso del cáncer esa paciencia se ha desplomado. Me he dado cuenta de que no había vivido en absoluto y he decidido elegir, en primer lugar, lo que quizá sea mi manera de morir. Creo que ya no hay nada que hacer. Jamás hemos sido un verdadero matrimonio. A lo largo de los años transcurridos, no hemos sido capaces de construir juntos un hogar en el que ahora me agradaría envejecer.

Leo en su cara cuánto le decepciono. Si la muerte me ofrece una posibilidad de sobrevivir, no voy a malgastarla para socorrer a este hombre que sólo sabe comprender la necesidad de cariño cuando ya lo ha perdido. Nada se resiste a la hipocresía de la costumbre cuando ésta no se basa en una estimación recíproca y en un ardiente amor. Nosotros ni siquiera hemos tenido semejante amor en la juventud. ¿Cómo vamos a encontrar en él calor para nuestra vejez? Sería una locura intentarlo siquiera.

Milán se asocia en mis recuerdos a insoportables pesadillas de inmovilidad. Milán, trampa y prisión de mis neurastenias y de mis obsesiones. Meneo con fuerza la cabeza para expulsar de ella estas ideas parasitarias. ¿Acaso no he decidido que, a partir de este día, una nueva existencia se abría ante mí?

P. V. P.: 825 PTAS.

ISBN: 84-01-35132-4

EL CORAJE DE LA DICHA

Colección: Biografías y Memorias

PLAZA & JANES EDITORES, S. A.

REPONGAN ☐

Fecha de entrada ....

SELLO DE LIBRERIA AL DORSO →

P. V. P.: 825 pesetas

ISBN: 84-01-35132-4

EL CORAJE DE LA DICHA

Sarita Eskenazy

Colección: Biografías y Memorias

PLAZA & JANES EDITORES, S. A.

Fecha de entrada ....

Pedidos ☐ ejem. día ....

IV

El tren se pone en marcha. Y yo, aprovechando el ruido de las máquinas, me acurruco en la butaca, sin ganas de proseguir el diálogo con Alessandro. Bailándome la cabeza y con la mirada perdida allende los paisajes que desfilan con rapidez, siento miedo, súbitamente consciente de la fragilidad de mis resoluciones. Todo era muy sencillo, visto desde el retiro del «Hôtel-Dieu». Pero, desde los primeros pasos, el choque con la realidad me ha perturbado fuertemente.

Resuelta, olvidada de todo cuanto no sea mi objetivo, mi vida se desboca a la misma cadencia que esta locomotora. Sin embargo, siento que el menor granito de arena bastaría para que todo descarrilase. Un viejo escrúpulo sentimental empieza ya a frenar los bien engrasados engranajes de mis convicciones. La voz de mi padre y sus palabras definitivas me obsesionan: Una mujer debe respeto y fidelidad a su marido. ¡Ay de aquellas que siembran la discordia en su hogar! Los hogares en que reina la paz son los únicos que agradan al Señor.

Me he mostrado muy dura ante las confesiones de Alessandro. Él ha sido, por una vez, atento y persuasivo, puede decirse que apasionado.

El movimiento del tren se para en seco en la estación siguiente, y este choque inesperado esfuma mis escrúpulos: veo que Alessandro se ha quedado dormido frente a mí, los labios entreabiertos y una arruga en la comisura de la boca.

Todo diálogo es decididamente imposible entre nosotros, y ese repliegue en el mutismo, o en el sueño, nos define. Al considerarlo así, me viene a la memoria una escena, muy simbólica, de nuestras relaciones: cuando mi marido tenía ocasión de presentarme a algún cliente que venía a visitar nuestras oficinas acostumbraba decir:

—He aquí a mi mujer, que viene a distraerse.

Yo me abstenía de contestar, horriblemente vejada y muy violenta. Luego, una vez solos, se lo reprochaba con vehemencia.

—Pero ¿por qué has dicho eso? ¿Por qué no quieres reconocer mi trabajo? Tú sabes muy bien que no estaba allí para distraerme. ¿Por qué esa manía de querer ocultar siempre lo que hago?

—¡No armes tanto jaleo por nada! Me daría vergüenza decir que mi mujer trabaja —me contestaba—. Vale más decir, sencillamente, que eso te distrae.

Ahogándome de indignación, insistía:

—¡Pero esto es negármelo todo! ¡Podría parecer que no hago nada, que no sirvo para nada! ¡Tú sabes, empero, que siempre he tomado parte en el trabajo, una parte lo bastante importante como para que tú no me trates de ese modo despreciativo!

Él cortaba por lo sano nuestra conversación y se retiraba a su despacho. Su hermana, que me demostraba mucho afecto, al ver mi estado de ánimo, fue repetidas veces a hablar con él, para tratar de explicarle cuánto me hería.

—Hablas para nada —le respondía él invariablemente—. No voy a escucharte. Todo lo que puedas decirme a este respecto no me interesa.

Para él, la cosa había terminado. Para mí, no.

¿Cómo decirme más claramente que yo estaba allí porque él me lo permitía? A su modo de ver, no debe de haber ninguna confusión posible entre su esposa y una colaboradora cualquiera. ¡Pobre de mí si trataba de salirme en lo más mínimo del sitio que él me había asignado de una vez y para siempre! Porque no podía negar la evidencia.

Además, esta misma mañana, después de haber estado hablando por teléfono con nuestra oficina de Milán, me ha espetado bruscamente en un tono de irritación un tanto irónico:

—Todo el mundo no hace otra cosa que hablarme de ti y preguntarme cuándo vas a volver. Pero ¿qué le habrás podido contar a la gente? Pudiera creerse que se va a hundir el negocio a causa de tu marcha. ¡Se preguntan cómo vamos a poder continuar sin ti! ¿Les has dicho acaso que todo era obra tuya, que yo no contaba para nada, o qué? ¡Esto es una insensatez!

—Basta, Alessandro —le he cortado yo—. Sabes muy bien que yo no he dicho tal cosa. ¡Es que las personas no son tontas! ¿Acaso crees que no se han dado cuenta de que he estado trabajando toda la vida a tu lado? Sencillamente, reconocen la parte que, en justicia, me corresponde de nuestro éxito y todo el trabajo que he llevado a cabo para secundarte. No hay necesidad de decir nada a nadie. Y, respecto a que tú lo reconozcas, hace ya muchísimo tiempo que ni siquiera lo espero.

No obtengo respuesta alguna. Alessandro nos ha fosilizado en unos papeles absurdos: sólo respeta en mí la idea que él mismo se ha hecho de su esposa, sin preocuparse de saber si estoy de acuerdo o no con ella.

¡Pero ya no quiero más respeto sin amor! Estoy vacunada contra la mentira y la indiferencia. Estoy cansada de usar razones para no provocar inútiles querellas. Son treinta y cinco años de sacrificar mi corazón, en nombre de la moral, con pequeñas y precisas incisiones de egoísmo y de desprecio. Quiero ser, al fin, yo misma, entera en mis ideas, mis deseos y mis aspiraciones. Ya no quiero tener amo alguno de mi pensamiento, ni férula marital, ni nada de todo cuanto ha marcado treinta y cinco interminables años de dependencia, de humillación y de angustia, sin el menor asomo de ternura, de inquietud, sin una verdadera mirada de amor. Nunca más volveré a Milán.

Quiero, no quiero. Estoy loca, deliro. ¿Quién podrá comprender mi deseo de libertad? A los ojos de todos, soy una mujer que tiene cuanto pueda desear. Lo que imploro les parecerá, sencillamente, una locura. Él me autoriza un capricho, hasta sigue mi juego, pero no se imagina verdaderamente que yo pueda obstinarme cuando él diga: ¡basta!

Por otra parte, ¿cómo marcharme, cómo dejarle? Nada tengo en propiedad. ¿A dónde voy a ir? ¿Qué voy a hacer? No tengo aún respuesta, pero estas preguntas estimulan mi imaginación y mi espíritu de iniciativa. Confío en que hallaré una solución. Una cosa es segura: ¡no regresaré a Milán!

La llegada a la estación de Deauville pone fin a todas estas especulaciones. Heme aquí de vacaciones. Ahora se trata de vivirlas intensamente, de encontrar en ellas un gusto anticipado de libertad, y de rehacer mis fuerzas, debilitadas por la operación. Luego, ya veremos.

El paisaje me saca de mi ensimismamiento. Me olvido de la mujer agotada que está muriendo en mí, para renacer a las promesas de este horizonte ignoto. Este pequeño rincón de Normandía es, ante todo, un recuerdo de mis lecturas escolares. Inmediatamente, reconozco en él la poesía que me encantaba en mi infancia estudiosa, cuando ya soñaba con la evasión. Más tarde, fue mi padre, comentando un lienzo de Monet, quien me explicó la espiritualidad de esta sosegada atmósfera, el encanto de sus mil matices cambiantes, bajo un sueño hecho para los sueños.

En Italia, yo ardía bajo el fuego insoportable del sol, que corroía mi piel, sofocada de calor y de angustia, en medio de las humedades estivales. Aquí, vibro ante los vivos frescores del clima. Aspiro con delicia esta brisa ligera, y mi respiración se hace más profunda y regular. Vagabundeo, sensible a las más sutiles modificaciones del tiempo, en concordancia con los caprichos de las mareas, con los colores del verano normando. Me dejo seducir por este rincón del litoral y florezco a ojos vista. Italia, que no ha sabido retenerme, se aleja, y espero muchas cosas de este país francés, en el cual he vuelto a la vida.

Camino sobre las piedras de estas playas llanas, donde me cruzo con los chuscos fantasmas de la *belle époque*. Súbitamente, relegando al olvido todos mis pensamientos, me siento presa de un frenesí de actividad que no tiene nada de romántica.

La inmensa calma de este paisaje normando se alboroza con el murmullo tentador de los pequeños puertos pueblerinos, donde, entrada la noche, la música del casino y de los cafés pone una nota alegre en el descanso. Curiosa por verlo todo, arrastro a Alessandro a todas partes: a las arenas, en paseos nocturnos, a las terrazas de los restaurantes, donde se degustan unos deliciosos vinillos franceses que, con arreglo a lo decretado por mí, constituyen un excelente reconstituyente.

Alessandro sigue impasible, a menudo indiferente y a veces cansado, los progresos y sobresaltos de mi convalecencia. No obstante, me parece descansado y satisfecho, pero no se adhiere verdaderamente a nada. Su espíritu debe de estar en Milán, inquieto por los negocios que por mi causa ha dejado en suspenso. Estamos nuevamente separados por nuestras naturalezas, demasiado diferentes, y por nuestros gustos opuestos. La quietud de estas vacaciones sólo sirve para reforzar mi despego. No puedo creer que una acogida favorable, una ciega aceptación de las promesas que Alessandro me hizo la otra tarde, puedan cambiar alguna cosa. Más vale no mirar hacia atrás.

Yo había olvidado este vacío glacial de los sentidos, esta ausencia, más oscura que cualquier anestesia. Una lejana ternura renace fugitivamente, al recuerdo de mis ilusiones pasadas. En eso, tampoco hemos sabido compartir. Él ha tomado siempre lo que creía que se le debía, sin una palabra de cariño, sin una sola frase para endulzar ese abrazo ciego, sin un murmullo para iluminar la noche opaca de mis sentidos. Una vez más tengo la prueba de que nada será nunca posible entre nosotros. La rebeldía se adueña de mi cuerpo, lleno de pánico. Todo en mí grita en demanda de la autenticidad de una vida plena y equilibrada, a la que nunca he tenido derecho. Y, ahora, es ya demasiado tarde.

Llegada a este punto de saturación, lo niego todo en bloque. Y, entonces, lloro mi espera sin esperanza del momento en que mi cuerpo me haya sido al fin devuelto. Lloro el fracaso de nuestro matrimonio, la irreversible mediocridad de nuestros corazones y de nuestros cuerpos.

El aire de Normandía me resulta saludable. Recobro un vigor largo tiempo perdido. Cuando estaba a punto de finalizar esta semana en Deauville, un matrimonio amigo parisiense ha venido a reunirse con nosotros. Comemos alegremente en la playa, sin cumplidos, y damos la impresión de ser unas personas completamente felices. Este pequeño milagro de dicha, tan cercano, me infunde un deseo loco de responder a las invitaciones de los seres y de las cosas, de creer en las riquezas inagotables que la vida puede todavía prodigarme, si me atrevo a lanzarme a ella en cuerpo y alma.

Me he vuelto sensible al más pequeño detalle. Los ruidos, los senderos, las luces en movimiento..., todo me llama, me penetra, me retiene. Insaciable, recojo las impresiones del instante, y descubro en mí un tesoro de sensaciones sin cultivar, en baldío, que me excitan prodigiosamente.

Esta última tarde hemos ido al hipódromo. He apostado tres veces por el número de suerte de mi padre, que he hecho mío. Una triple victoria ha venido a darme la señal que esperaba, los vientos de la suerte se han vuelto en mi favor, y estoy dispuesta a atraparla.

El verano ha llegado a su cenit. Hemos alquilado un automóvil para ir a Quiberon. Estoy aún demasiado cansada para resistir un largo trayecto sin hacer algún alto. La carrocería quema bajo el sol. Con los cristales bajados, saboreamos los perfumes de esta tierra de Bretaña: aliagas, yodo y tierra húmeda. Todo aquí me parece sorprendente: el frescor delicioso bajo el cielo estival, la luz irisada, la alternancia de las landas malva, en las que afloran las rocas, y los oasis de verdor. Las aguas tocan un cielo tan bajo que parece hundirse en la tierra, y lo infinito de este horizonte aísla mágicamente al viajero.

Esta magia me resulta más perceptible todavía en la toponimia de los lugares, que rebasa mi poco asegurado francés. Ploërmel, Plumelec, Guéhenno... Mi lengua tropieza en estas consonantes, pero el encanto se deja sentir al instante. Estos nombres son otras tantas claves de una tierra de leyenda, cuyos misterios intentaré siempre descubrir.

Alessandro queda tan seducido como yo. Nos dejamos llevar, dando rodeos, para ir descubriendo los múltiples aspectos de la comarca: el mosaico de colores, la superposición de las rocas, las dunas y la landa son otras tantas invitaciones a ir más lejos. A menudo, la carretera termina en el encantador atolladero de un pueblecito de casitas bajas y blancas, muy apacibles bajo sus grises techumbres. Aquí y allá, surge una cofia de encaje, como una aparición en la que se funden, en una instantánea que nada tiene de artificial, la imagen del pasado y la del presente. En Vannes, escuchamos la llamada de las gaitas bretonas, que ponen la nota sonora que le faltaba al paisaje.

Al recorrer esta tierra insólita, me parece haber llegado al término de mi viaje: pues este paisaje responde a mis aspiraciones más profundas. La impresión se acentúa cuando seguimos la carretera de Quiberon, estrecha y única, que se extiende por una lengua de tierra rocosa, tendida a merced de los vientos, batida a ambos lados por el océano, y, sin embargo, maravillosamente apacible. La quietud de esta ensenada es, sin duda, más impresionante por estar expuesta a la violencia de los elementos.

He llegado al final de la carretera, al final de las tierras, al fin del mundo. Cada visita a Quiberon me devolverá intacta la emoción incomparable de esta espera y el sentimiento gozoso, calmante, de haber llegado adonde debía ir. Quiberon llegó a convertirse en el punto de partida de un itinerario íntimo, el de la recobrada plenitud de mi vida de mujer. Venir aquí será, desde ahora, un peregrinaje vivificante en que templar mis fuerzas para realizar mis proyectos y mis sueños.

Las líneas modernas de los edificios del hotel se extienden frente al mar. La concepción geométrica de este conjunto bajo, asentado en la última caleta de la península, responde a las necesidades de las instalaciones de talasoterapia, integrándose, al mismo tiempo, en el paisaje sin romper lo más mínimo la armonía. Yo tenía un poco de aprensión a encontrarme sumida, de repente, en esta colmena, en la que imaginaba poco menos que imposible hallar un poco de soledad y de silencio.

No obstante, desde nuestra llegada, la cordialidad de la recepción me ha otorgado serenidad. Cierto que es una colmena, pero admirablemente disimulada. Me sorprende en seguida un incesante ir y venir de batas blancas, que aquí parece completamente natural. Me siento, de pronto, un poco fuera de lugar con mi vestimenta de ciudad. Luego, como persona inclinada a amar, me atraen las encristaladas ventanas que hay en la fachada que da al mar. El océano bate la playa de arena, al pie mismo, e impone por doquier su presencia y su voz. Un poco de piedra, un poco de cristal, mucho blanco, un mobiliario sobrio y elegante, y algunas manchas de color. Presiento que estaré bien.

Siguiendo el pasillo que conduce a nuestras habitaciones, me imagino estar circulando por las crujías de un navío, en el que acabara de embarcar. Tendré que luchar a menudo contra la tentación de encerrarme en mi habitación y quedarme sola frente al mar. Por otra parte, me parece que la soledad y el silencio son aquí posibles.

Sin embargo, al día siguiente, al visitar el centro, me enteré de que no sólo son posibles, sino un derecho inalienable, ya que ha sido creada una sala de reposo absolutamente silenciosa. Unas cortinas blancas hacen muy suave la luz en aquel recinto. En cuanto lo veo, sé que pasaré en él largos ratos reparadores. Este centro es famoso por sus curas. Pero yo creo sinceramente que, además de los cuidados, contribuyen a su éxito el profundo conocimiento de los deseos y necesidades de los huéspedes y el interés, discreto pero caluroso, que se tiene por sus problemas... He encontrado aquí una ayuda abierta, atenta a llevar a buen puerto mi convalecencia.

Me doy cuenta muy pronto de que muchos huéspedes son habituales. Por otra parte, las lenguas se desatarán pronto, y me enteraré, como una amable y sonriente profecía, de que siempre se vuelve a Quiberon.

Mi convalecencia acaba de empezar. Alessandro me dedica una atención y una solicitud conmovedoras. Después de su confesión en París, no hemos vuelto a tocar el problema de nuestras relaciones. Hemos llegado a un *statu quo*. Yo sigo con mi reserva, y él trata de demostrarme que fue sincero y procura recobrar mi afecto.

Después de tres días de adaptación y de reposo, empiezo a organizar mi tiempo. Mi cura se reduce a pocas cosas, en vista de mi mal estado físico: natación, marcha y reposo. Alessandro adopta el mismo ritmo; pero muy pronto, como yo preveía, acabo por distanciar su buena voluntad. Rápidamente tostada por el sol y por el mar, siento ganas de disfrutar plenamente de la vida.

Quiberon es, ante todo, el mar. Me duermo arrullada por el rumor de las olas, sueño durante horas enteras con los ojos perdidos en alta mar, acechando las apariciones y desapariciones de Belle-Île, situada frente a la bahía de Quiberon. En cuanto me despierto, me vuelvo hacia el océano, que me infunde su vigor con la acritud de su brisa saturada de yodo, la cual respiro a pleno pulmón.

He tomado la costumbre de bajar a la playa muy temprano, confortablemente vestida con ropa deportiva, que aquí es de rigor. En el centro de cura, resuenan apenas algunas voces matinales. Mi presencia hace levantar el vuelo a una bandada de gaviotas. Trato de proferir una onomatopeya que imite sus roncas voces, y sigo con la mirada sus evoluciones, cortadas, a menudo, por bruscas caídas en picado hacia las cálidas aguas, de las que surgen de nuevo cubiertas de espuma que brilla a la luz del sol naciente. Aunque son curiosas, nunca podré acercarme mucho a ellas. Sus redondos ojos me miran escrutadores, hasta que un gesto furtivo las eleva fuera de mi alcance, batiendo las alas.

Como ellas, tengo ganas de bañarme, y vuelvo al hotel con la nariz helada, los cabellos aplastados contra mis húmedas mejillas, y las sandalias llenas de arena. Esta costa salvaje me devuelve una alegría de vivir tan exuberante como en la infancia.

Entro en el acogedor desorden de nuestra habitación. Alessandro me espera ante el humeante café y las brioches, que unta de mantequilla salada. Este cuadro tiene algo de milagroso: nunca había sido tan atento conmigo.

—¿Ya estás listo? Esta mañana no te has hecho el remolón en la cama.

—¡Tú tampoco! Tienes aspecto de estar helada. ¿Crees que son prudentes estos paseos tan temprano?

—No arriesgo nada, créeme. ¡Este clima es capaz de resucitar a un muerto! Tengo la sensación de revivir, y cada hora que pasa añade algo. Al final del verano habré recuperado aquí todo lo que me he dejado en el «Hôtel-Dieu». Además, este lugar, en plena naturaleza, me conviene. La vida tiene aquí un sabor particular. Lo comprenderías mejor si bajaras conmigo por las mañanas. Contemplo la costa, que se despierta por momentos. Luego viene la fantástica explosión del sol y de los colores, la alegría de los pájaros y de las olas, el rumor de los barcos de pesca en la lejanía. Comprendo que el océano haya inspirado leyendas a los bretones. Las palabras son insuficientes para expresar una magia semejante.

Alessandro se ha quedado sorprendido. En su fría boca se esboza una expresión de molestia. A mí me domina la imperiosa necesidad de liberarme, de una vez, de estas palabras que me ahogan. No se llevará de vuelta a Milán a esta dama madura y digna que quiere tener por esposa. Le hablo en tono firme y sosegado, resuelta a emplear el tiempo que sea necesario en explicar lo que jamás había dicho antes. Esta vez, me lanzo resueltamente:

—Se podrían decir muchas más cosas. Mis alegrías, mis intereses y mis deseos no han interesado nunca a nadie. ¿Por qué no has querido jamás reconocer mis dotes, por qué no me has apreciado por otras cosas que no fueran mis maternidades y mi capacidad culinaria? ¿Puedes decirme, acaso, en qué campo me ha sido permitido realizar mis aspiraciones? ¿Me has pedido alguna vez mi opinión? ¿Qué sabes tú de mi capacidad intelectual o imaginativa? Cuando se ha tratado de tener hijos, has sido tú quien ha determinado su número. Cuando ha sido necesario construir una casa, la hemos hecho en función de tu situación. Los recuerdos que tengo de Milán me resultan demasiado penosos para no sentir aprensión por un retorno. Tu actitud me ha hecho comprender que, en realidad, yo no he tenido ninguna importancia esencial en tu vida. Luego, los hijos se fueron. A partir de ese momento no me quedaba ya nada, ni de los demás ni de mí misma. Humillada, nunca he cedido a la tentación de quejarme. He creído, como me había sido enseñado, que ése era mi destino. Pero, ya lo ves, estaba equivocada. La prueba del cáncer me ha mostrado que se halla en mis manos. Y he decidido apropiármelo y darle sentido. Hasta hoy, he vivido las ilusiones de mi vida de esposa. Ya es hora de que descubra la realidad.

Alessandro se ha quedado mudo. Me mira petrificado, como si me descubriera de sopetón. Sorprendido, un poco espantado y, desde luego, desorientado. Contiene su emoción. Sin acordarse de que ya se ha bebido el café, lleva la tacita vacía a sus labios y la coloca de nuevo en el platito. Exhalando un suspiro, trata de dar un giro más ligero a esta conversación.

—¡Dios mío! ¡Qué difícil de descifrar es una mujer! ¡Complicada, secreta, equilibrada en su desequilibrio! ¡Tú eres un enigma, un poema acompañado de una ecuación algebraica!

¿Qué hombre podría descifrarte?

—¡Si me amaras, no sería ningún enigma! Entre la incomprensión y la tortura no hay más que un paso. La incertidumbre conduce a la crueldad. El dilema lo resuelve el amor.

—¿Por qué no me permites intentarlo? Mis confesiones y mis sentimientos, ¿tienen acaso menos valor por llegar tan tarde? ¡Como todas las demás cosas, el amor tiene que aprenderse!

Estamos ahora muy lejos de las absurdas querellas que nos desgarraban en Milán. Es un progreso, y valdrá más quedarnos aquí. Además, ya ha llegado la hora de mi clase de natación.

—¿Quién creería, al vernos aquí, que esta mujer, aparentemente dichosa, está tan sumamente llena de aprensión ante el porvenir?

Se llega a la piscina del interior siguiendo un pasillo sinuoso, pintado de blanco, donde reina una humedad yodada, rica de este curioso olor a algas, tan peculiar en el centro. Por doquier encuentro sonrisas amistosas. Resuenan unas voces bajo el revestido armazón de la piscina.

Ha llegado el momento de quitarme la bata. Ésta es la prueba más difícil de mis vacaciones. Tengo la impresión de que todas las miradas se fijan en mi pecho mutilado. Hago unos gestos bruscos, torpes, para desvestirme, sufriendo al tener que descubrir públicamente esta anormalidad, demasiado visible. Todo va mejor en cuanto estoy en el agua. Me esmero en nadar respetando concienzudamente el ritmo, como el escolar al escribir su primera página. A cada brazada que doy, me siento más segura, mi brazo derecho recobra su ligereza, mis ademanes ganan en amplitud y el agua se resiste menos a mi esfuerzo.

Gastar así mis fuerzas, tras largos meses de inactividad, me procura una especie de embriaguez: por primera vez en mi vida, descubro las posibilidades y los límites de mi cuerpo. Lo habito con una felicidad enteramente nueva. Antes, me contentaba con adornarlo y cuidarlo con distraída minuciosidad, dedicándome, sobre todo, a las apariencias. En este momento, las apariencias irían más bien contra mí. Pero todos estos días pasados con la obsesión del cáncer, que dispersaba mi cuerpo en otros tantos órganos, posibles sedes de la dolencia, le han dado tal importancia que siento vivir y latir intensamente la más pequeña célula. Cada movimiento me devuelve a mí misma. Me siento prodigiosamente viva, y quiero probármelo a toda costa.

Alessandro, el hombre prudente, mira circunspecto este súbito deseo de actividad. Sus actitudes puntillosas y sus latentes celos juzgan sin complacencia mis tratos y familiaridades con los moradores del centro. En mi actitud hay algo de desafío. Yo misma no sé cuánto dispendio en este gozoso frenesí. Pero tengo ganas de moverme. Pues, ¡a moverse tocan!

—Tengo la intención de pasear un poco en bicicleta esta tarde. Parece ser que se pueden alquilar. ¿Vendrás conmigo?

—¡No sé qué te queda por inventar! ¡Te vas a agotar en exceso y es peligroso! ¿Cuántos años hace que no montas en bicicleta?

Al precio de algunas caídas, me voy habituando poco a poco. A los dos días, disfruto ya sin obstáculos de las locas carreras al viento, sola y libre como nunca, con los músculos de mis piernas hechos trizas al llegar. Me lo paso formidablemente. A veces, por la noche, Alessandro me acompaña a lo largo de la cornisa. Nos hemos comprado unos gruesos jerséis irlandeses, muy calientes, y los gorros adecuados. Con nuestros tejanos descoloridos, parecemos unos italianos extravagantes que esperan pasar de incógnito.

El paseo principal de Quiberon parece una feria, en la que hay que mover los codos para abrirse paso entre una muchedumbre compacta, abobada por la música ensordecedora y las parpadeantes luces. Yo arrastro implacablemente a Alessandro hacia el tenderete del vendedor de helados, a cuya sola vista se me hace la boca agua. Alessandro se muestra escandalizado al ver que, sin hacer el menor caso de sus manifestaciones de desagrado, me regalo como una chiquilla de quince años.

Tales jornadas se acaban con la impresión de haber vivido intensamente cada uno de sus instantes, y vuelvo derrengada a mi cama, en la que caigo borracha de sueño y realmente dichosa.

Todo iba demasiado bien. Yo corría el riesgo de instalarme en esta precaria felicidad con mi habitual inconsciencia. Mi familia tiene un don especial para adivinar cuándo va todo demasiado bien y provocar un incidente que lo eche a rodar. Estoy habituada a ello desde hace mucho tiempo. Esto forma parte del inmutable guión de mi historia. Jamás conseguiría endurecerme lo bastante como para preservar mi buen humor de esta pejiguera. Una vez más, he sido profundamente contrariada, y mi repentino mutismo no engaña a nadie. Aviso de ventolera, como suelen decir aquí: ¡tendría que haber previsto semejante peligro!

Como cada mañana, el sol me ha invitado a dar un paseo. Me pongo mis lanas y mis sandalias y me voy a la playa, donde las últimas aguas de la resaca golpetean la arena húmeda y dura de las grandes mareas nocturnas. La bruma se alza en grises vapores sobre un horizonte inconsistente. El mar ha estado encrespado durante la noche. Una embarcación se encabrita, manejada por dos muchachos dispuestos a dar una carrera. Tras algunas vacilaciones, la barca toma el viento favorable y avanza, con un deslizamiento sedoso, sobre el festón de las verdes olas.

Vuelvo al hotel un poco más tarde que de costumbre. La recepcionista, con su sonriente amabilidad, me dice:

—Madame Di Rovasena, su marido acaba de recibir una llamada de Milán.

Subo los peldaños de cuatro en cuatro. Sin duda son los hijos. Estoy impaciente por oírlos.

—Habla con David —me dice mi marido, tendiéndome el auricular.

Me siento tan dichosa al escuchar su voz que apenas me entero de lo que me dice. Un alud de exclamaciones me inunda de ternura.

Me pregunta, todo mezclado, nuevas de mi salud, de nuestras vacaciones, me promete venir a verme pronto a París, se queja de que me haya marchado tan lejos y por tanto tiempo; me anuncia que se va a Suiza con su hijo para reunirse con su hermana. Piensa reponerse allí de los tórridos calores del verano milanés. Me deja, recomendándome que me cuide bien, y le pasa el teléfono a Rebecca, que quiere hablar conmigo.

¡Qué absurda y deliciosa llamada telefónica! Ni siquiera he tenido tiempo de decirle, en cuatro palabras, lo que siento estar tan lejos, expresarle mi cariño. ¡Amo tanto a este hijo que la vida me ha arrancado! Ya no le veo, ni en Milán ni en ninguna parte. Un día está en Bruselas, al siguiente, en Nueva York o en Hong-Kong, la empresa lo envía a todos los rincones del planeta. Ella ha absorbido al padre, rechazado a la madre, y explotado desvergonzadamente al hijo. Todos nosotros somos esclavos de su éxito.

Ahogo un suspiro.

La voz de mi hermana mayor me trae de nuevo a la realidad. Rebecca se ha creído siempre investida de una misión sagrada respecto a sus hermanas menores, y es evidente que ha decidido que necesito un buen sermón.

—Haló, Sarah, me dicen que vas bien. ¿Cuándo vais a terminar vuestras vacaciones?

—Hola, hermana. Me alegro de oírte. Nos iremos a fines de agosto.

—¿Vuelves directamente a Milán?

—No, regreso al hospital de París.

—¿Pero, por qué? Tu puesto está aquí. Ya estás curada, y yo no te puedo remplazar indefinidamente al lado de tus hijos y de tu marido.

—Veamos, Rebecca, ¡yo no te he pedido que me remplaces! ¡Son ya bastante grandecitos para apañárselas solos! Ahora tengo que someterme a una intervención de cirugía estética.

Si vieras mi pecho, es horrible. No puedo, de ninguna manera, quedarme así.

—No te comprendo. ¿Qué tienes que hacer con tus senos? ¿A quién quieres agradar a tu edad? ¿Piensas, por casualidad, buscarte un amante? Siempre has tenido caprichos de mujer consentida.

No le respondo nada. Sería inútil. Rebecca está encastillada en su concepción del deber y del orden familiar establecido. Sé que, si insisto, me va a hablar de Lisa, me va a reprochar mi debilidad y va a ponerse más violenta aún. Ella domina a la perfección el arte de espetarte alguna frasecita que te deje sin voz. Esta vez le ofrezco un papel que le viene a la medida. En el fondo, no debe de estar tan descontenta de ocupar mi sitio en nuestra casa de Milán. Yo sirvo de chivo expiatorio para sus decepciones de mujer agriada por una viudedad prematura. Conociéndola como la conozco, hace ya tiempo que tendría que aceptarla con indiferencia. Pero es imposible, a pesar de todos los pesares. Ella es un vínculo con el universo de mi padre, una vestal de los grandes principios morales y religiosos a los que ha sacrificado su juventud y su vida. Sin embargo, no tolero esta humillación repentina que toca mi punto más sensible. Es verdad: estoy como amputada de una parte de mí misma. Creer en los milagros de la cirugía estética no es óbice para que lo pase muy mal pensando en mi miembro fantasma. ¿Qué puede saber Rebecca de semejante sufrimiento? Quiero poderme mirar al espejo sin temblar de horror. Impulsada por una inmensa cólera, llena de tristeza, empiezo a decir en voz alta:

—¿Acaso no puede comprender que una operación no es ninguna juerga? ¿Qué impulso la mueve a ridiculizar lo que es una necesidad? ¿Qué gusto puede hallar en humillarme de este modo?

Alessandro no dice esta boca es mía. Prefiere no tomar partido por nadie. Súbitamente, siento deseos de huir, de olvidar los recuerdos de Italia, que me persiguen hasta mi más lejano retiro. Ni siquiera le doy a él tiempo de llamarme.

Me marcho sin cambiarme siquiera de ropa. Necesito respirar aire puro.

¿Quién sabe si Alessandro no comparte la opinión de Rebecca en lo referente a esta segunda intervención? Provocar alguna discusión con él sobre este tema es inútil. Prefiero quedarme sin saber lo que piensa de ello.

En Milán no había escapatoria posible: salir de casa representaba exponerme a cinco o seis encuentros en los primeros diez metros de acera. A fin de evitar preguntas indiscretas, todos estos años he estado dando vueltas, a solas, a mis penas y rencores, hasta que se extinguían a causa de mi agotamiento. Pero aquí mi tempestad interior puede rugir como el mar. ¡La Naturaleza no se ofuscará por ello! Aquí soy libre, y pienso aprovecharlo bien.

Paso por el comedor, para anular la minuta de mi almuerzo. El jefe de camareros, Monsieur Jean, me contempla con su mirada perspicaz y me asegura que él cuidará de Alessandro. Por otra parte, con gran sorpresa mía, no siento el menor escrúpulo en dejarle que se las componga como pueda. Hace poco tiempo todavía, semejante actitud me habría hecho sufrir enormemente. ¡Lo que no comprendo es por qué! Hablo en alta voz, todavía furiosa, mientras me arremango el pantalón.

Monto en mi bicicleta y salgo a la carretera. Ni siquiera sé a dónde voy. Pedaleo nerviosamente y estoy en un tris de que me derriben los conductores presurosos, que se ponen negros al ver surgir bajo sus ruedas, por su izquierda, a una buena mujer que maneja la *bici* como un equilibrista de circo. Sus furiosos avisos me devuelven a la realidad.

Me encuentro de pronto en el puerto Haliguen, donde me tranquilizan los chasquidos de las drizas sacudidas por el viento, los gritos de los niños en la playa, y las idas y venidas de las barcas de pesca, acompañadas de olores de gasoil y a pescado. Me siento. Una jaula de mimbre cae a mis pies, derramando su bullicioso contenido. En el mismo momento resuenan unos tonantes juramentos.

—¡Demonio, Yffic! ¡Acaso no tienes nada en los brazos, maldita sea...!

Acudo en ayuda del apenado mozo, que está recogiendo su pescado. La acerada aleta de una dorada, que he cogido con ambas manos, me corta una de las palmas. Hago una mueca de dolor. El patrón se ha dado cuenta de ello inmediatamente y vuelve a regañar al pobre muchacho:

—¡Yffic, condenado! ¿No ves que Madame está sangrando? ¡Corre en busca de vendas, y al trote!

El patrón, hombre brusco, menea la cabeza, mientras su grumete corre a grandes zancadas hacia el barco. El hombre no es malo, se limita a cumplir su deber de enseñar a su aprendiz la dura vida de los marineros. Ha sido necesario ir en seguida a tomarnos un vasito de blanco seco en la taberna más cercana, para reponerme de mis emociones.

—¿Le gusta a usted la mar? —me pregunta el patrón de pesca.

—La adoro.

—¿Quiere venir a pescar un rato con nosotros? Levamos el ancla dentro de un cuarto de hora.

Acepto entusiasmada. El patrón contempla mi ropa con aire crítico:

—Tendrá que ponerse un traje impermeable, si no quiere morirse. En la cabina tenemos todo lo necesario.

Confío mi bicicleta al dueño de la taberna y me embarco inmediatamente dispuesta a pasar el día en el mar. Zarpamos. Elijo un rinconcito en la parte delantera del puente y trato de hacerme lo más pequeña posible, para no entorpecer a los pescadores que se preparan para el trabajo. Sus manos me fascinan: llenas de cicatrices causadas por el sol y por el viento, con las uñas rotas, ennegrecidas por las algas y por la arena, estas manos se han convertido en verdaderas herramientas de trabajo, modeladas por la rudeza de las faenas del mar.

Ni siquiera pienso ya en la escena matinal. Entre el cielo y el océano, no queda nada que tenga importancia. La vida intrépida del puente retiene toda mi atención y me muestra una visión más justa de la relación entre el espíritu y la realidad. Al mediodía, comparto la comida de los pescadores. El patrón agarra la hogaza, traza en ella una cruz con la punta del cuchillo y corta gruesas rebanadas para todos. Buenas morcillas, chorizo y jamón completan su festín, regado con una botella de vino tinto. La tripulación bromea. Es la hora del descanso. Han colocado ya todo, lanzado sus redes, y ahora las van arrastrando. Hablamos sin cesar un instante, me preguntan acerca de mi vida y de mi profesión, y me cuentan las dificultades de su oficio.

Luego, el patrón da la señal:

—Hala, muchachos, ahora al trabajo. François, ¿has agarrado bien tu cabo? ¡No conviene volver de noche, la mar puede ponerse mala!

Retorno a mi puesto de vigía, frente a la costa, cuyos contornos me oculta a veces el oleaje. Me dejo acunar, hipnotizada por el mar. Me pican un poco los ojos, a causa de los deslumbrantes reflejos. La mordedura del viento y la quemadura del sol hacen que mi cuerpo se sienta desbordado de sensaciones desconocidas. Soy la única en este barco que puede apreciar la belleza de este instante y la alegría de este enfrentamiento con los elementos. Los demás trabajan activamente por doquier, sin pronunciar una sola palabra.

Las redes están repletas de peces en movimiento, que el grumete embala en cajones para colocarlas en la sentina. Con movimientos bruscos, acompañándose con gritos guturales, los hombres tiran, recogen y escogen sin vacilaciones. De vez en cuando, alguno de ellos deja escapar un juramento o alguna broma en bretón, y una breve risa le responde. El crepúsculo se va adueñando del mar. A lo lejos, las luces del puerto titilan como fuegos fatuos sobre la landa oscura.

—Pronto echaremos el ancla, Madame. Debe de estar usted cansada, pues no está acostumbrada. Creo que va a dormir muy bien.

—¡Muchas gracias, jefe!

Le llamo del mismo modo que sus hombres, y él se queda satisfecho, contento de su pesca y del día que acaba.

Un avez en el malecón, mis oídos y mis piernas siguen percibiendo el ruido y el oleaje del mar. Tengo que recorrer todavía un buen trecho de camino hasta llegar al hotel, pero me siento un poco triste al tener que dejarles tan pronto. No encuentro palabras para expresarles mi gratitud.

El patrón pone fin a mis vacilaciones con un sonoro *Kenavo* y un fuerte apretón de manos. Le correspondo con un ¡hasta la vista!, igual al suyo, con el mismo acento y la misma naturalidad que él ha empleado.

Completamente agotada, emprendo la difícil tarea de regresar al hotel. Todavía me siento llena de euforia por el hecho de haber ocupado enteramente sola toda mi jornada. Ahora me creo invulnerable, al abrigo de la monotonía, del miedo y de los absurdos escrúpulos. La noche ha caído bruscamente. Como un último desafío, me detengo todavía en el tenderete del vendedor de helados y me ofrezco uno como recuerdo de mi infancia.

V

Alessandro debe de estar terriblemente intranquilo de tanto esperarme, sin noticias y solo en el hotel. Pero no me preocupo por ello. ¿Cuántas horas he estado yo aguardando, a lo largo de mi vida, al padre, a la hija y al hijo, ocupados fuera de casa, mientras yo rumiaba febrilmente mis inquietudes, con la paciencia de desazonantes suposiciones? Justa reversión de las cosas, en la que me embriago como una adolescente en plena pasión sentimental, borracha de alegría por su primera crisis de independencia.

Reconozco la alta silueta imponente que está montando guardia en recepción. Una palabra, una sola palabra de reproche, y me vuelvo a la noche de Quiberon, que he dejado en pos de muy mala gana.

—¡Sarah! ¡Dios mío! Estaba terriblemente inquieto. Me disponía a salir en tu busca.

El tono es bajo, ahogado incluso, el aspecto, fatigado. Le veo acorralado, entre la espada y la pared. Y entonces siento, al mismo tiempo, vergüenza y piedad. Mis transportes de la jornada se borran. Vuelvo a caer brutalmente en el corazón de las contingencias conyugales. Le digo rápidamente, de un solo tirón, para que no haya que hablar más de ello:

—He pasado el día en el mar, con unos marineros del

puerto Haliguen. Acabamos de regresar. Estoy cansada, no tengo apetito, subo a acostarme.

—Está bien, está bien, te acompañaré. Pero hubieras podido prevenirme, siempre se teme algún accidente, ¿me comprendes?

Se expresa en un tono de excusa inédito. Ahora veo muy bien que ha tenido miedo, y sospecho, por su voz un poco quebrada, lo que ha podido temer.

Doy por terminado mi aseo con unas enérgicas fricciones. La ducha no ha podido acabar con el olor a pescado que impregna mi piel. ¡Esta noche, me siento con el alma de un viejo lobo de mar, pero no deseo en absoluto conservar su perfume!

Entreabro la puerta. Alessandro está sentado, inmóvil, en el borde de la cama, abismado en no sé qué reflexiones. Trato de reanudar el diálogo en un tono familiar. Después de todo, mi pequeña escapada, incluso por el hecho de haber roto con mi habitual pasividad, no merece ser convertida en un drama:

—¡No me irás a decir que te has pasado todo el día consumido de impaciencia esperándome!

—No —me contesta Alessandro con voz sorda—. He estado todo el día haciéndome preguntas.

Luego, se acalora súbitamente y continúa:

—¡En fin, que no te reconozco ya! Me asombras, escapas a mi comprensión y me desorientas. Hay algo que deseo saber con certeza: ¿qué camino has elegido? ¿Cuáles son tus proyectos, tus razones? ¿A dónde quieres ir a parar? ¡Trata, al menos, de justificarte!

Yo sonrío, a mi pesar, ante mi espejo. Ya estamos. Estas preguntas no me sorprenden en demasía. Están bien fundadas. Si él tiene motivos para estar sorprendido, yo también los tengo, tantos como él. Solamente difiere la naturaleza de nuestra estupefacción: la mía crece en la euforia, la suya le tortura de inquietud. El «Hôtel-Dieu» le ha devuelto una mujer irreconocible, fantaseadora, caprichosa, deseosa de libertad. Alessandro no es un hombre que subestime los enfadosos riesgos de semejante metamorfosis para la organización de un futuro en calma y la paz de nuestras relaciones.

—¿A dónde quiero ir a parar? Todavía no lo sé. Deseo, simplemente, vivir como una mujer responsable, cuyas decisiones y deseos puedan ser respetados. Me creo muy capaz de decidir cómo emplear mi tiempo. No quiero que me mires como una porcelana demasiado frágil o una digna señora de edad. Mi apetito de vivir es más joven que nunca. Me niego a confinarme, como Rebecca, en la devoción conyugal. Y, para terminar, no quiero volver más a Milán. Reconozco el inmenso esfuerzo que estás realizando, desde el comienzo de las vacaciones, para allanar nuestras viejas querellas, y te doy las gracias por ello. Pero me da la impresión de que quieres reanimar una cosa que, desgraciadamente, ha quedado muerta para siempre.

—¿Entonces no vas a volver conmigo? ¿No eran palabras dichas sólo por hablar?

Alessandro se ha erguido y me mira con un trastorno contenido.

—Probablemente, no.

—¿Pero qué hay que hacer para convencerte? Tu hermana Rebecca tiene razón, ¡te has vuelto completamente loca!

—Escucha, todo lo que te pido es que me dejes pasar a mi manera el tiempo que me queda de vida. Te respetaré mejor lejos de Milán y de nuestras ruinas sentimentales. Milán, para mí, es el infierno para el corazón y el fracaso de todo. Allí he perdido mi tiempo y mi vida.

—¡A tu edad, te lanzas a un desafío imposible! No comprendo en absoluto que quieras romper con un pasado que, confiésalo, nunca ha tenido nada de trágico. Si sigues tu capricho, dentro de un año volverás decepcionada, con la cabeza baja, y dispuesta a cualquier concesión con tal de recobrar lo que ahora desprecias. ¿Quién no ha tenido, en uno u otro momento, la tentación de librarse de su pesado fardo de deberes y de sacrificios? ¡Esta huida demasiado fácil prueba que estás muy lejos del verdadero sentido de la libertad!

Me siento picada en lo más vivo. Ha vuelto a sus argumentos de maza, a su táctica predilecta. Pero esta vez voy a hacerle frente:

—Me quedaría, Alessandro, si tuviera un esposo dispuesto a persuadirme, en cada una de mis iniciativas, de que se puede hacer algo mejor. Regresar a Milán sería renunciar a todo aquello que no reciba tu aval, tu bendición o tus cumplidos. Te digo, buenamente, que no poseo la fuerza necesaria para aceptarlo. Si la libertad tiene sus aprietos, los prefiero infinitamente a los que han servido para extinguir mi vida y mis ilusiones.

El último argumento de Alessandro logra sacarme de mis casillas:

—Lo que yo sé es que tu deber es volver a casa. Piensa en el escándalo que recaerá sobre nosotros, en los comentarios de nuestro entorno. Verdaderamente, nos pones en una situación imposible.

Él cree haber recobrado la ventaja. Yo me callo un buen rato, deseosa de dominar mi cólera y responderle sin acaloramiento. Deseo conservar a toda costa esa digna impasibilidad que tanto tiempo me ha faltado. Ahora sé que ha perdido la partida. He encontrado el equilibrio y la seguridad necesarios para contestarle. Estoy completamente curada de espantos, y mi gozo sólo puede compararse a mi asombro. Me remonto dulcemente en mi propia estimación: he sabido defender mi punto de vista, marcharme sola esta mañana, sin preocuparme por las consecuencias de semejante paso. Nadie tiene ya derecho a minar mis impulsos, cuya inocencia había sido, hasta ahora, el blanco de los dimes y diretes de Alessandro. Él ha creído poder conservar, también esta vez, su ventaja fingiendo dulzura y paciencia. Esto le daba, además, la apariencia de respetar mi convalecencia, evitándome toda contrariedad de la que hubiera podido resentirse mi curación. Muerta de fatiga, doy la señal de acostarnos corriendo las cortinas. Antes de apagar las luces, añado brevemente, resumiendo los pensamientos que me agitan:

—Desde hace treinta y cinco años, os he dado, sin regatear, todo lo mejor de mí misma. Los deberes que ahora tengo son, sobre todo, para conmigo.

Alessandro da la callada por respuesta. Me cuesta mucho quedarme dormida, pues presiento nuevas dificultades. Mi marido y mis hijos jamás admitirán que me conceda esta libertad. Su cariño hacia mí depende, en el fondo, de mi sumisión a su modo de vida. Mis aspiraciones les importan poco. No obstante, habrá que hacerles comprender esta realidad, a la que he sido empujada por sus exigencias egoístas. La única tolerancia sincera que espero es la de mi hijo. Deborah y su padre jamás transigirán con una cierta moral conformista, aunque ellos mismos se arrogan a veces el derecho de infringirla, cuando se trata de servir a sus propias necesidades.

Por la mañana, una fina llovizna envuelve Quiberon. Alessandro ha madrugado tanto como yo. Tiene un aspecto taciturno. Evidentemente, ayer pasamos una nueva página. Tomamos nuestro café sin decir una sola palabra. De pronto me propone:

—¿Quieres que tomemos el barco que va a Belle-Île? Zarpa a las once, justo después de tu clase de natación. El parte meteorológico es optimista, ¡parece ser que el tiempo va a mejorar por la tarde! Pienso que deberíamos airear un poco nuestros pensamientos, y los folletos hablan muy bien de ese paseo.

En el embarcadero del que se sale para Belle-Île, un cliente del hotel nos dice:

—¡Esta tarde tendremos buen tiempo, a juzgar por ese hermoso calzón de gendarme!

Sorprendida, levanto la cabeza, sin comprender la relación que pueda existir entre el buen tiempo y los calzones de gendarme. Se lo pregunto.

—La sabiduría popular —me responde, un poco sentenciosamente— asegura que, si el día está gris, el buen tiempo se halla asegurado si, por lo menos, se puede cortar un calzón de gendarme en algún claro del cielo. ¡Miren al Oeste, allí tenemos uno soberbio!

Prosiguiendo la conversación entablada, mi improvisado guía tiene la amabilidad de darme un sinfín de informaciones acerca de la flora y la fauna locales, y de todas las bellezas que estamos contemplando. Arrastrado por su entusiasmo ecológico, exclama:

—¡La Naturaleza ha puesto a nuestro alcance una fabulosa suma de conocimientos, pero nosotros vivimos como ciegos ante este gran libro abierto que, sin embargo, contiene las respuestas a todos nuestros problemas!

—¿Acaso no somos más escépticos que ciegos?

Ambos nos echamos a reír, súbitamente cómplices. Me siento llena de afinidades con este curioso personaje. Él arde en un fuego interior sosegadamente contenido, cuya fuerza expresa solamente su verbo apasionado. Su viva mirada lo observa y registra todo con agudeza, y tengo la impresión de que está leyendo en mí como en un libro abierto. Un repentino deseo de confiarme a él, de tener su aprobación, me empuja a tomar la palabra.

—Yo me estoy recuperando de un cáncer, y tengo la impresión de que ha sido causado por una larga lista de transgresiones a las leyes de mi equilibrio vital. He estado demasiado tiempo engañando a mi verdad y, ahora, la lucha por mi curación vuelve a poner en tela de juicio el conjunto de mi existencia.

—Yo pienso que su lucidez, su coraje y su voluntad son los mejores triunfos. Así pertrechada, encontrará la clave de su propia verdad. Nuestra pasión por la vida es el único medio de que disponemos para tener en jaque la decrepitud y la muerte. Estoy persuadido de que llevamos en nosotros mismos la respuesta a nuestras preguntas. A veces, sucede que algún desarreglo afectivo, o físico, o bien nuestros deseos inconscientes, perturban nuestra percepción y nuestra escucha de nosotros mismos. En tal caso, solamente la meditación y el silencio pueden restablecer el orden alterado. Yo creo, pero esto sólo me compromete a mí, que el dolor es una respuesta a los ultrajes que nosotros infligimos a nuestra integridad.

No obstante, éste puede tener la ventaja de desencadenar una toma de conciencia aguzada y servir de trampolín a una comprensión más sana de la existencia. Son muchas las personas que se realizan a consecuencia de haber sufrido pruebas que las conmocionan hasta lo más hondo de su ser.

El sol empieza a abrirse paso entre las nubes. La atmósfera me parece de una ligereza serena. He olvidado la presencia de Alessandro, el cual, además, se ha alejado, al verme absorta en un género de conversación que él aborrece. Mi compañero me pregunta ahora si soy creyente.

—Sí, soy creyente, y expresa usted, con mucha exactitud, lo que yo siento confusamente. Yo me aferro a mi fe, sin poder explicar nada de ella. La fe es la dimensión primordial de mi existencia. No trato de ir más allá de esta certeza creo, y esto me basta. Yo soy judía, pero, si bien nuestros ritos son diferentes a los del cristianismo, la verdad sigue siendo común para todos aquellos que tienen fe. A mi juicio, es la única cosa capaz de reconciliarnos con el mundo, cuando éste resulta demasiado decepcionante, con sus crueldades y sus fealdades.

Nuestra llegada a Belle-Île quiebra el encanto del diálogo. ¡Qué importa! Ya nos hemos dicho lo esencial. Monsieur Cadiou me confía que es un hombre errante. Pronto voy a vivir, como él, en todas partes y en ninguna. Por el momento, me alegra descubrir a su lado otro aspecto de Bretaña, que me parece más encantadora que nunca. Doy rienda suelta a mi entusiasmo.

—A propósito de adagios —prosigo—, he oído decir que el que ve Belle-Île ve su *île* (isla).

Hemos estado paseando juntos toda la tarde, siguiendo las huellas de Manet, que pintó las rocas de pizarra oscura de la costa. No lejos de allí, hemos visitado la gruta de los Boticarios, donde subsisten, bien alineados, los nidos de los cuervos marinos que anidaban allí en tiempos. En el estado de ánimo en que me encuentro, comprendo perfectamente por qué Sarah Bernhardt había elegido, para retirarse, la Punta de los Potros, desde donde se abarca con la vista toda la costa, y a la que las grandes tempestades aislan a veces del mundo. ¿Qué protecciones contra qué golpes de la existencia venía a buscar aquí la gran actriz? La soledad debe ser en ella excepcional, sin duda a la justa medida de aquella alma bien templada de trágica.

Hemos vuelto al otro extremo de la isla, donde al encanto se le une la austeridad. En Locmaria, las casas son hospitalarias y el aire muy suave. Aquí se deben de hallar el sosiego y el olvido. Decididamente, me parece que Belle-Île encierra el secreto de todos los sueños, de todas las aspiraciones, como si todas las islas se reunieran en una.

El regreso a Quiberon apaga nuestro verbo. Hace frío. Estoy arrecida. La humedad me hiela, atravesando mis ropas. Alessandro se ha reunido con nosotros. Se le habrá hecho largo el tiempo, oyéndonos hablar de cosas que no le inspiran el menor interés. La política y los negocios reclaman más pragmatismo que filosofía y espiritualidad. Por si fuera poco, él desconfía de mi misticismo, considerándolo un peligroso desbordamiento de mi sensibilidad. El crucero termina al atardecer, y ambos nos despedimos de Monsieur Cadiou. Un vigoroso *kenavo* me viene a los labios como una fórmula mágica. Él me contesta, feliz, y se marcha.

El centro de cura no está muy lejos. Hemos atravesado la ciudad sin darnos cuenta. Estas últimas tardes de agosto arrastran hacia el ocaso las largas jornadas bañadas de sol y de bullicio, que parecen no tener que acabarse nunca. Las olas lamen suavemente la cornisa. El propio mar parece quedarse dormido, antes de las grandes tempestades del equinoccio. Quiberon se apresta a preparar sus cuarteles de otoño. Sus luces declinan en las desiertas calles. Yo voy cerniendo sombríos pensamientos, dominada por el miedo de tener que volver a París, donde de nuevo me espera la angustia de la operación, el despertar en plena asepsia, las drogas y el malestar de mi cuerpo, añadido al de mi alma. Pero, sin lugar a dudas, este acrecentamiento del dolor representa el pago de mi libertad.

Encontramos de nuevo con delicia la tibieza confortable del hotel. Nuestra conversación se anima ante un reconfortante potaje.

—Tu Monsieur Cadiou estaba un poco en las nubes, ¿no te parece? —ataca Alessandro—. Sus teorías y sus lecciones de ciencias naturales me han cansado pronto. Es de un lirismo y de una inconsciencia sorprendente. La plegaria y la meditación no han alimentado nunca al hombre. ¿Quieres que te diga cuál es para mí la primera preocupación de este mundo? Trabajar, ganar dinero, para aportar a mi familia el máximo de bienestar. He aquí toda mi filosofía. ¡Si éste fuera el objetivo de todos y cada uno, la vida sería muy distinta de lo que es, puedes creerme!

No tengo el menor deseo de polemizar más con Alessandro. Él estima, sin duda, que todo ha sido ya dicho por el momento, y desconfía de mis arrebatos verbales, a los que el clima bretón ha dado una innegable animación.

Antes de volver a la habitación, me retraso un poco para relatar nuestro paseo a la directora del hotel. Fue ella la que aconsejó esta excursión a Alessandro, y le doy las gracias por tan feliz inspiración. Además, esta charla amistosa, al finalizar la velada, forma aquí parte del ritual de nuestras vacaciones. Le confieso que ahora comprendo por qué la gente vuelve siempre a Quiberon. Yo también estoy resuelta a retornar aquí un mes después del nuevo tratamiento que tengo que sufrir en París. Ella me asegura que seré bien venida y que, fuera de la temporada, descubriré nuevos encantos.

Los días siguientes se van desgranando en medio de la morosidad de las inminentes partidas. Todo en mí se niega a una nueva ruptura. La plenitud de este alto me ha dado la sensación de un rincón de eternidad, amarrado a la desesperación de un viejo aprieto moral arraigado en el tiempo. La estación de Quiberon me parece lúgubre, y la nostalgia se adueña ya de mí en cuanto empiezo a ver cómo se aleja esta comarca, como si se tratara de un puerto de amarre, desde ahora, familiar.

Alessandro se da cuenta de mi angustia. Ha tomado el partido de callar. Ya nos hemos dicho lo esencial. Él retorna a Milán y me deja en manos de los cirujanos parisienses. Cada uno de nosotros ha definido claramente su camino y su posición.

Yo sé todo cuanto él desearía decirme en este preciso instante: que mi decisión linda con el ridículo, que yo podría evitar estos nuevos sufrimientos, regresar a Italia con él y permanecer en el molde de su universo, sin originalidad, es cierto, pero ¡tan seguro! Está dispuesto a decirme, estoy persuadida de ello, que se acostumbraría sin ningún problema a mi seno deforme, que su amor no depende de esto. Su lógica no tiene fallo, y me tentaría, indudablemente, si estuviera en correspondencia con algo tangible y vivo para mí. Por otra parte, se guarda mucho de adelantar ninguna sugerencia, pues es lo suficientemente sutil para comprender que podría ser inoportuna. Viajamos, pues, encerrados en nuestro mutismo, aparentemente indiferentes, como en los más bellos días de nuestra existencia conyugal. El que ha elegido ahora la resignación ha sido él.

Desde la camilla que me lleva a la sala de anestesia veo a Alessandro, tembloroso, los ojos llenos de lágrimas, esbozando con la mano un gesto de despedida. Me llevo esta imagen a mi sueño, con un torrente de vertiginosas interrogantes. Al despertar, encuentro mi austero cuartito como después de un prolongado reposo. Me invade una sensación de bienestar. He franqueado el segundo cabo que lleva de la voluntad a la vida. Todo se ha desarrollado admirablemente, y vuelvo en mí sin los penosos ramalazos de inconsciencia y de lucidez que tanto temía. La energía acopiada en Quiberon y mi nuevo estado de ánimo triunfan del choque operatorio.

Mis amigos reaparecen también, con sus caras de vacaciones, bronceados, satisfechos, florecientes; son fieles a la cita y me colman de atenciones. Mi primo no ha podido dejar de encontrar la palabra apropiada a la situación, soltando una patochada:

—¡Sólo es posible encontrarte en las mesas de operaciones! ¡Y es el último sitio donde se puede hablar! ¡Vaya un lugar para citarse con los amigos! Cuando hayan acabado de esculpirte un torso a lo Sophia Loren, ¿qué parte de tu anatomía vas a reservar para los milagros de la cirugía estética?

Yo le respondo en el mismo tono de broma:

—¡Seguramente, la nariz, los muslos y los dedos de los pies!

—Bien, entonces tendrás que convocar a los fotógrafos de la Prensa, para que te fotografíen antes y después. ¿Me aceptas como empresario?

Toma a todo el mundo por testigo, las manos en los bolsillos, tratando de ocultar su enternecimiento bajo sus aires de bromista.

—¡En espera de convertirte en el número uno de las revistas ilustradas, querida mía, tienes el aspecto de una momia! ¡Sabe Dios a dónde nos van a conducir tus locuras! Como quiera que sea, puedes contar con tus primos en caso necesario.

—Vámonos —le dice Iris—. ¿No ves que no hay que hacerle reír con los vendajes que lleva? ¡Eres insoportable, acabarás matándola!

Mis afectuosas denegaciones acompañan su marcha.

Alessandro viene también para anunciarme que se va. No puede ocultar su alegría. Se encuentra tan a disgusto en París como yo en Milán.

—Te deseo un completo restablecimiento, Sarah. Ahora tengo que volver a mis ocupaciones. He pasado unas buenas vacaciones contigo. Me voy tranquilizado, al verte tan bien acompañada. Te llamaré en cuanto llegue, para tener noticias tuyas.

¡Qué satisfacción se lee en sus ojos! No dice nada más, y se marcha tras haberme dado un beso. No sé cuándo lo volveré a ver.

La calma y la soledad han recobrado todos sus derechos. Dentro de un mes tengo que volver a Quiberon, para disfrutar allí noventa días de reposo. Para mí será una fiesta. Primero, voy a descubrir Bretaña con el nuevo aspecto de la temporada sin turistas. La segunda satisfacción es que se acabaron las coacciones. Se abre ante mí lo imprevisto, la aventura, el descubrimiento en profundidad de este rincón de Francia, con el que tan espontáneamente me he encariñado. Podré entablar amistades sin temor a los juicios de Alessandro, pasearme hasta que me canse, leer. Y, finalmente, voy a escribir, para conservar un vestigio de esta progresión hacia una vida nueva, escribir lo que será una especie de diario de a bordo en esta solitaria travesía.

Mi padre me dejó ciertos bienes. Ellos servirán para realizar algunos de los proyectos que van a dar un sentido a esta renovación. Haga el cielo, simplemente, que todo esto no termine como *El cuento de la lechera.*

La aproximación del Año Nuevo judío me recuerda que, en ese período, tengo la costumbre de entregarme a unos ejercicios espirituales, que, en esta ocasión, adquieren una significación particularmente grave. Me gusta vivir intensamente las fiestas del ritual hebreo, a las que mi educación ha dado todo su sentido. Se trata de abandonar, como viejos despojos, los errores y los desbordamientos, de concentrar toda la energía en hacer examen de conciencia y arrepentirse sinceramente de todo lo malo antes de atreverse a franquear el umbral de las cuatro nuevas estaciones del año. Tras diez días de penitencia, llega la fiesta de Yom Kippur: durante veinticinco horas, entregada por entero a la abstinencia y la oración, me uno a la gran familia de Israel de un extremo a otro de la Tierra.

Esta vez entro en la meditación, al cabo de todas las meditaciones, por la estrecha puerta de mis recientes sufrimientos físicos. No tengo nada, o tengo demasiado, que confesar. Ya no distingo el bien del mal, lo verdadero de lo falso, debido al hundimiento de los valores en los cuales había fundamentado mi vida. No sé hacer otra cosa que encomendarme a Dios en mi impotencia y esperar sus luces.

Me habían enseñado que el bien, para mí, joven mujer judía, sólo se concebía en la sumisión a los padres o al esposo. Según el Talmud, la más bella esposa es la temerosa de Dios. La idea de poner en duda estos principios, de discutirlos, me parecía inconcebible. Yo había heredado la tradición con toda naturalidad. Por otra parte, si mi espíritu me inclinaba a olvidarlo, la voz de mi padre me lo recordaba gravemente. Durante largo tiempo, había imitado su docilidad ante el destino. Hoy en día, me aparto, pero no creo, por ello, traicionarlo.

Modelada desde la infancia por esta disciplina, llegué a encontrar en ella mi alegría, a considerar una cuestión de honor no transgredir nunca la moral. Este esfuerzo me parece ahora vano y gratuito. La ley de las mujeres se resumía en su indefectible disponibilidad a la familia, en su fidelidad ciega, cosas estas inculcadas con el pujante esfuerzo de impresionantes sermones. A despecho de todas las vicisitudes de mi vida, he sido una mujer fiel. No me arrepiento de nada. Simplemente, he cumplido mis deberes. Pero ahora sé que hubiera sido incapaz de obrar de distinta manera. Una no puede ir al encuentro de un condicionamiento tan profundo sin levantar tempestades en su conciencia.

No obstante, incluso a riesgo de perderme, yo prefiero hoy en día elegir personalmente los principios que rijan mi existencia, en vez de sufrir maquinalmente aquellos que la tradición me impone. Y en cuanto a la disponibilidad para los demás, que siempre, con tradición o sin ella, he considerado una cosa inherente a las mujeres, me parece que pasa por un verdadero florecimiento personal.

El año muere con mis angustias, a duras penas extirpadas de mi alma destrozada. Fundamentalmente supersticiosa, me aferro a cada indicio susceptible de augurar el porvenir o de conjurar las jugarretas del destino. En estos momentos, me acuerdo continuamente de esta vieja historia de vidente, no sin sentir viejos estremecimientos.

¡Dios sabe que tengo, desde mi infancia, un profundo miedo a las mujeres que dicen la buenaventura! En España, ocupaban un puesto privilegiado, basado en nuestro eterno deseo de transgredir los límites de lo ignoto, de domeñar las fuerzas del destino, y conocerlas lo suficiente para tomarles la delantera. Siendo niña, me decía que estas mujeres debían venir de otro mundo, con el cual tenían que estar en comunicación, mediante algún código secreto. Embobada por sus supuestos poderes, creía ciegamente en ellas, y mi miedo incontenible les confería un misterio y una grandeza aún mayores. Sabía sus lugares habituales en todo Madrid. Su historia me fascinaba tanto que, so pretexto de evitarlas, procuraba enterarme de sus nombres, sus dones y sus procedimientos particulares: había una tal Carmen, que vivía cerca de un mercado; Sonsoles, arrastraba su roja falda por los alrededores de la plazas de toros; de Lolita, la gitana, se rumoreaba que era particularmente perspicaz. Yo sabía que ellas podían leer al instante en los ojos, en las manos o en las cartas, las alegrías y las penas; los amores, el pasado y el futuro. Se decía que una mujer, a la que Lolita había puesto en guardia contra los coches de las grandes avenidas, murió algunos días después arrollada por un automóvil, al atravesar imprudentemente la calzada. La gente murmuraba ingenuamente estas noticias, que nos hacían temblar de miedo.

Yo me daba por satisfecha siguiendo, desde lo más lejos que podía, sus proezas adivinatorias, a través de las habladurías de las viejas tías de mi familia o de los cotilleos de mis amigas, llenas de febril ansiedad por saber más y más acerca de sus primeros amores.

El anuncio de una catástrofe inminente me dejaba helada. Ni siquiera tenía la posibilidad de protegerme en un escepticismo burlón: ¡lo creía demasiado! Atenazada por la obsesión y el deseo de acercarme a ellas, le pregunté a mi padre si estaban en comunión con Dios o con el diablo.

—No lo sé en absoluto —me respondió—. Es posible que tengan cierto poder. Pero no es bueno tratar de saberlo todo. Acabaremos por saber la suerte que hemos de tener. Ellas no pueden cambiar nada en el curso de los acontecimientos al revelárnoslo, ya lo sabes. Yo creo que tienes cosas mejores que hacer que perder el tiempo en su compañía.

Siendo una joven casada, me encontré un día en Milán con una compañera de mi infancia. Entregadas por entero a la alegría de habernos vuelto a encontrar, andábamos por las calles charlando gozosamente. Un repentino aguacero nos empujó hacia la puerta de un inmueble. Mi amiga vio un rótulo en el que había una prometedora inscripción que nos volvía a nuestros años más tempranos: «Señora María. Cartas. Vidente.» Nuestra alegría acalló mis temores, y llamamos a la puerta de la señora María, la cual nos recibió muy amablemente. Tras preguntarnos nuestros deseos, nos hizo acomodarnos ante ella. Las cartas iban cayendo sobre la mesa con un ruidito seco, unas encima de otras, con regularidad, como si estuvieran amaestradas por la mano que las manejaba. Un estremecimiento me heló la espalda. Yo era todo oídos, tensa, atenta. La antigua fascinación reaparecía y subyugaba mi espera. No era cosa de volverse atrás. De buen o de mal grado, tendría que esperar el veredicto.

Lo extraño de la situación nos vinculaba a las tres y concentraba nuestra inquieta atención en el dorso de las cartas, con una fuerza casi magnética. En la penumbra de aquel salón vulgar, la mano de la señora María, utilizando los naipes, trataba de desvelar la trama de nuestros destinos.

Nosotras apenas respirábamos.

Se dirigió primero a mí, con ese ligero acento arrullador de la Europa Central y un énfasis que se añadía al folklore de la escena.

Para ti, bella mía —me dijo, fijando su mirada, negra como el carbón, en mis ojos interrogadores—, las cartas anuncian un destino contradictorio. Tu padre ocupa el primer puesto en tu corazón. Tu marido te ama, pero no es a él a quien tú esperas. Yo veo..., veo un camino largo y difícil. Hay tres hijos, pero el tercero desaparece de tus cartas.

Ella calló. Yo estaba pendiente de sus labios.

—¡Ahora saca siete naipes con la mano izquierda! ¡La mano del corazón, hermosa mía! Ella nos hablará de tus amores y de tu suerte.

Me cuesta mucho ocultar mi creciente turbación. Nerviosamente, con la mano izquierda, elijo siete cartas con una aplicación enternecedora, como si tratara de imprimirles una tendencia favorable.

—La suerte te sonríe en lo tocante a la fortuna —me dice ella, volviendo las cartas—. Serás rica. Pero tu corazón sangrará en la soledad. No obstante, tu fe borrará los maleficios que te acechan. Tu camino es una luz oscura, pues la tristeza lo acompaña. ¡Estarás siempre sola, hija mía! Pero, a la mitad de tu camino, una terrible prueba oculta la gran alegría que esperas. Allí hay un hombre, hermosa mía, con la bondad en los labios, la generosidad en el corazón y la verdad en el ánimo. El sol se alza al fin sobre tu vida.

Aquí termina el oráculo. ¡Las cartas habían hablado! Acerca del destino de mi amiga fueron menos enigmáticas. Su futuro se anunció lleno de felicidades, de viajes, entre otros presagios dichosos.

Al salir a la calle, un sol espléndido brillaba después del chaparrón. Reanudamos nuestra charla, como a la salida de un extraño sueño, tratando de minimizar su efecto sobre nuestras imaginaciones. Nos prometimos, bromeando, decirnos, llegada la ocasión, si estas predicciones se realizaban, y, respondiendo a la excitación de mi amiga, la hice partícipe de mis aprensiones.

—¡Bueno, Sarah, no hay que dejarse impresionar! Ha sido divertido, ¡eso es todo! ¡Ha aportado un cierto sabor picante a nuestra tarde, y nada más!

A fin de cuentas, cualesquiera que fuesen sus poderes reales, la señora María no se había equivocado mucho en sus presagios acerca de lo esencial de mi existencia. No puedo dudar haber atravesado ahora la terrible prueba de que ella me hablara, y de pronto me distraigo y divierto al evocar la continuación de sus predicciones. A decir verdad, no me preocupa mucho eso de esperar el gran amor, y no veo tampoco en mi entorno al que pudiera desempeñar el papel de aquel señor, de quien me hicieron un retrato tan vago como lisonjero. Anne, hermana Anne, ¿no ves venir nada? Yo sólo veo la hierba que verdea y la carretera polvorienta. ¡Y esto, ay, desde hace muchos años! Demasiados años para seguir esperando.

Esta nueva estancia en el «Hôtel-Dieu», da remate a la búsqueda emprendida la primera vez. El orden retorna a mi cuerpo, y sus efectos benéficos van progresando de día en día. Me repongo rápidamente, sin contrariedades ni complicaciones de ningún género. El tiempo trabaja para mí. Curiosamente, después de estos dos choques operatorios, no sufro ya las torturas de la incertidumbre, ni la lasitud, ni las repugnancias que, antes, sólo los calmantes podían aliviar. Ahora espero apaciblemente mi regreso a Quiberon.

Mis hijos me llaman cada día. Como yo esperaba, David ha sabido acallar su pena y su decepción. Alessandro les ha comunicado mi negativa a volver a Milán, junto a ellos.

—Yo no tengo por qué juzgarte, mamá —me dijo David con gravedad—. Lo importante es tu felicidad. Iré a verte a París, o adonde sea, cuando tú quieras. Deborah me ha pedido que te diga que ella no lo puede comprender y prefiere no hablar de ello por ahora. Recibe besos de todos.

Colgué el auricular llorando de emoción. Pienso volver a

ver con regularidad a mis hijos en un clima más apacible. Me siento capaz de darles, en adelante, más cariño que antes, de amarles de una manera menos egoísta. ¡Les aportaré un rostro y un amor regenerados, una espontaneidad nueva! Y sólo necesitaré una cosa: que tengan confianza en mí.

Con la sensibilidad del muchachito tierno y nervioso que era, David ha presentido siempre mi deseo, a veces irreprimible, de irme lejos, muy lejos. Cuando la tristeza y la soledad me abrumaban, sólo la presencia de mi hijo me daba fuerzas para seguir luchando, para aguantar con firmeza. Por mucho que tratara de aturdime en un torbellino de actividades, nunca era capaz de engañar a mi soledad, que David, confusamente, debía sentirse incapaz de colmar por sí solo. Cuanto más crecía, más estrechamente vinculados nos sentíamos, más profundamente cómplices. Hasta el punto de que el médico, juzgándolo excesivo, me aconsejó enviarlo a un internado.

La primera vez que fuimos a verle al colegio, en las montañas de Suiza, le llevamos con nosotros al hotel. Llegada la noche, le dije a mi marido:

—Esta noche quiero dormir con mi hijo.

—No, mamá, no; eso es imposible, tú dormirás con papá —exclamó inmediatamente David.

—No, esta noche deseo dormir con mi niño —insistí.

Antes de que le llegara el sueño, David me dijo, con la extraña gravedad que ponía en todo:

—Dime la verdad, mamá. Si no duermes con papá, es que vas a separarte de él. Por eso me has enviado al colegio. Además, en mi clase casi todos son hijos de padres separados. De modo que puedes decírmelo ahora mismo.

Yo protesté, tratando de tranquilizarle, pero sin conseguirlo realmente. Creo que esta impresión de que yo le ocultaba mi inminente marcha no le ha abandonado un solo instante a partir de entonces. Ahora, debe pensar que lo que tenía que llegar ha llegado.

La última palabra ha sido la de Rebecca, cuya agresividad se ha desahogado en un telefonazo homérico: como su voz me desgarraba los tímpanos, he alejado el auricular, sin perder sin embargo una sola palabra de su rabioso sermón.

—¡Mira que hacerle esto a Alessandro! ¡Mira que hacernos esto a todos...! ¡Es inadmisible...! Tu pobre marido... ¡Vaya un agradecimiento a su amabilidad, a sus atenciones, a su paciencia...! ¡Tú nunca estás contenta! ¡Y eso que tienes todo lo necesario para sentirte completamente satisfecha! ¡Gracias a él estás en manos de los mejores cirujanos de París! ¡No te comprenderé nunca! ¡Pobre Alessandro, quedarse solo a su edad...! ¡Él no merecía esta desdichada suerte!

No trato de interrumpirla. Rebecca no me parece ya la detentora de la moral paterna. Lo que pueda decirme ya no me afecta. Yo misma había ido mucho más lejos en mi examen de conciencia. No podía dudar lo más mínimo de la honestidad de mis acciones, pero tampoco podía explicárselas. Sin indignarme siquiera, la escuchaba con infinita paciencia. Pero Rebecca siempre ha sabido encontrar las palabras que hieren. Alguna inspiración demoníaca la impulsó, pues, a decirme, con su voz seca y burlona:

—¡Por otra parte, nadie cree que estés mucho tiempo ausente! ¡Quiberon, en invierno, debe de ser mortalmente aburrido! ¡Te morirás allí de tristeza y de tedio, lo que felizmente pondrá fin a tus insensatos caprichos! ¡Aquí estamos cruzando apuestas sobre el tiempo que vas a tardar en estallar y tomar el primer tren que venga a Milán!

Colgué el auricular sin contestarle una sola palabra. ¡Era su flecha envenenada! ¡Podía sentirse orgullosa de sí misma! Yo temblaba de rabia, de enfado y de ansiedad bajo este anatema que transformaba mi ensenada de Quiberon en una trampa de soledad batida por las tempestades. Que esto no disguste a todas las Casandras de la familia: yo tenía la debilidad de encastillarme en mis caprichos, y decidí aceptar el reto.

VI

Quiberon en octubre poseía un embrujo tan grande, que me dejé dominar enteramente por él. En el cielo blanquecino, apenas se distinguía un sol en declive. La humedad de los jirones de bruma difuminaban las líneas de la península, malva y rojiza como una aguada. El murmullo del verdoso océano al chocar contra las rocas de antracita, había cambiado también, pues el viento lo mezclaba con los roncos gritos de las gaviotas. Los pueblos, olvidados, se apretujaban en medio de una quietud enguatada, grises y blancos bajo el aguacero, palpitantes de una vida sorda. Tanta lentitud y tanto silencio me saturaban con un encanto sutil, muy de acuerdo con la debilidad de mis certezas.

Perdida en medio de las metamorfosis de este paisaje, insólito y familiar al mismo tiempo, sólo me siento amenazada por los sortilegios de la dulzura. Cansada, me abandono a ellos, tratando de colarme en el ambiente gris.

A partir de las cinco, me vuelvo a la penumbra, poblada por las leyendas de los *korrigans*. El ritual del aperitivo se ha convertido en un anclaje luminoso que prolonga la cena. Tranquilamente aislada en medio del ligero rumor de las conversaciones, dejo deslizar las horas sombrías, bajo la mirada preocupada del jefe de camareros, que, ya la primera noche, me vio desertar de pronto de mi mesa, en la que un ramo de rosas rojas campeaba como una provocación, como una llamada imperiosa, incongruente y tonante en este lugar a medias tintas. ¡Que ellos, Alessandro y los demás, tengan la bondad de olvidarme un poco!

Luego deambulo, transparente, entre dos luces, cual obstinada equilibrista, por el hilo de mi angustia. La neutralidad de este presente, virgen de toda pregunta, de toda palabra, me protege como un círculo mágico. Después del caos físico y mental de estos últimos meses, yo necesitaba este paréntesis. La tranquilizadora repetición de los días idénticos me acuna, adormece mis pensamientos y mis heridas en una bienaventurada deriva. He tenido que rebasar hace ya mucho tiempo el último límite de resistencia, y esta blanca tranquilidad del alma viene a recubrirlo todo. El tiempo perdido carece ya de importancia: ya no sé de dónde vengo, ni lo que soy: ni activa ni enferma, ni determinada ni indiferente. ¿Soy acaso como un mar, extrañamente en calma, antes de una tempestad? Navego, ciñéndome todo lo posible al viento, hacia un objetivo ignoto, y retengo el aliento por miedo a que el horizonte desaparezca de nuevo. Sólo tengo miedo cuando llegan la noche y los sueños. Agazapada bajo mis mantas, estoy largo rato al acecho, esperando caer dormida como piedra en pozo.

Hay en la vida retazos enteros de recuerdos que desaparecen, completamente borrados, como si no hubieran existido. Otros, en cambio, adquieren un relieve asombroso a medida que va pasando el tiempo. Esto es lo que me sucede con mi infancia, cuyas imágenes resurgen con increíble claridad; veo de nuevo el Paseo de la Castellana y la Glorieta de Colón del Madrid de mi infancia. La casa que habitábamos, recalentada al rojo vivo bajo el sol estival, sus puertas, su embaldosado, sus ruidos... Todo esto aparece en una visión de las más netas que darse puedan. Las quince horas, la hora inmóvil, la hora de la siesta, del adormilamiento, cuando la ciudad calla, en el sopor de un hálito ardiente que hace vibrar el aire. Y el tambor de los sueños en mis sienes evoca el del sol.

Detrás de sus ventanas, apenas entreabiertas, las madrileñas desafían con sus abanicos a la atmósfera sofocante. Bajo los tejadillos de la vecindad, ésta es la hora de las perezosas charlas, de los apagados murmullos. Refugiada en la sombreada frescura del pasillo, encuentro de nuevo los calmantes olores de la casa: olores penetrantes de los armarios barnizados, del tinte del terciopelo verde, de la ropa de cama acabada de planchar. Cada mueble se halla sólidamente fijado a un sitio cuidadosamente elegido hace ya muchas generaciones. Hay en todo un orden inmutable, cuidado, que inspira seguridad. Despierto las crujientes tablas del parqué y las excesivamente pesadas puertas, hasta llegar a la cocina, donde se entrecruzan otros senderos inolvidables: el de la cúrcuma y el pimiento dulce de los pollos del Shabbat, el del pimentón y el del arroz con azafrán, el de los pasteles de almendras y el de los limones confitados.

En el umbral, oigo a nuestra vieja guardesa, de rostro tostado como un higo maduro, repitiendo incansablemente: *¡Qué calor, hija mía, qué calor!* (1). Al verme, saca del bolsillo de su negro delantal un dulce polvoriento, que limpia con el dorso de la mano antes de tenderlo hacia mi golosa boca. *¡Qué calor, hija mía!* Cansada, coge de nuevo su sobado abanico, que debió brillar en tiempos con vivos colores, y vuelve a encontrar un gracioso gesto de su juventud para airear su bronceado y rollizo cuello, perlado de gruesas gotas de sudor, que se deslizan por las arrugas excavadas por los años en su deteriorada piel.

Llego a la sombra del *patio* (2), regado y trabajado antes de apuntar el día para aprisionar en él un dulce frescor. Saltando a la pata coja sobre el improvisado tres en raya del embaldosado, escucho gozosamente cómo el agua del baño de

(1) En español en el original. *(N. del T.)*
(2) En español en el original. *(N. del T.)*

papá corre en sonoro torrente contra el esmalte de la blanca bañera. Un perfume fresco y picante flotará allí toda la tarde como una presencia. Mi padre toma siempre un baño para relajarse y descansar durante las horas más calurosas del día. En verano, no se va nunca a su oficina antes de las cinco de la tarde, y trabaja hasta muy avanzada la noche, aprovechando las horas frescas, más propicias a la reflexión.

Por nada del mundo haría yo a esta hora la siesta en compañía de mis hermanas. Sé muy bien que, una vez terminado su aseo, me llamará. Apretujada contra él, su mano en mi cabeza, me siento bien, dichosa, al abrigo de todo. Él me parece inmenso, y mis manos, mis brazos, no bastan para abarcarle la cintura. Apoyada la mejilla contra la tela un poco rugosa de su chaqueta clara, le confío mis secretos en un murmullo, le cuento mis pequeñas peripecias de la mañana o le pido algún favor.

—Ahora mismo —me propone— nos iremos los dos a comprar helados, y merendaremos juntos en la oficina, ¿quieres?

Él se ríe, y yo, colgada de su cuello, me siento loca de contento.

Llega mi abuela, cuya voz despierta súbitamente la adormilada morada. Desde la muerte de mi madre viene frecuentemente a casa. Enérgica y voluble, vela por todo con una discreta autoridad. Siempre vestida de negro, pero con severa elegancia, su aspecto digno, que nos impone, contrasta con su fino rostro, no carente de humor y radiante de ternura.

Nacida en Estambul y casada a los dieciséis años, mi abuelita tuvo nueve hijos. Hacía ya mucho tiempo que era abuela cuando dio a luz a su última hija. Habiéndose quedado viuda poco después, asumió con valor y lucidez la educación y encauzamiento de sus hijos.

Yo deseaba de todo corazón parecerme a ella más adelante. Actualmente sé que no lo conseguiría. Ella afrontó las dificultades de la vida con una seguridad, una fuerza y una valentía de las que yo me siento incapaz. Demasiado protegida por el amor de mi padre, quedé un tanto desorientada, perdida, cuando me dejó. Creo que mi abuela, con su clarividencia, adivinó lo mucho que mi carácter apasionado y exclusivista me haría sufrir. Ella supo saciar mi sed de ternura, que la ausencia de mi madre hacía inextinguible, y moderar los excesos de mi sensibilidad. Así que su llegada es siempre una alegría para mí.

Ella suspira de satisfacción y sonríe a su hijo, el cual le aproxima inmediatamente una gran butaca, en torno de la cual formamos un círculo. En cuanto ella llega, todos abandonamos nuestras actividades, para acudir a verla y escucharla. Es una fiesta. Conservo el recuerdo de la sutil fragancia de su perfume de los días de salida, un perfume cuya ligereza daba siempre la impresión de que era la única que no sufría a causa del calor. Inquiere con imperiosa bondad hasta el menor detalle de nuestras ocupaciones a partir de su última visita. Aparece casi siempre de improviso, adivinando instintivamente el momento favorable, y se hace seguir de cestas llenas de seductoras pastas, que ha preparado con sus propias manos para nosotros. Ella procura que lo sepamos, y detalla los ingredientes de sus recetas, sin revelar empero su secreto.

El orden de las sorpresas es inmutable en cada una de sus visitas. La espera se hace por ello más deliciosa todavía. Yo sé que ahora mismo, con aire malicioso y segura del contento que nos va a dar, sacará de su bolso un sinfín de regalitos. Mis hermanas y yo recibiremos un collar de cuentas de vidrio, un gorro, una cinta para adornar el extremo de nuestras trenzas, y otras fruslerías que gustan a las chiquillas a más no poder.

Recuerdo a mi abuelita sujetando mis cabellos con un lazo de tornasolado satén y exclamar que así estoy cien veces más guapa. Yo alzo los ojos hacia mi padre, que parece tener exactamente la misma opinión, y me pavoneo, embelesada, sin atreverme a moverme por miedo a romper el encanto. La abuelita no se olvida de nadie. Papá recibe sus cigarros preferidos, y Consuelo, nuestra institutriz, un delantal o unos pañuelos bordados.

La abuelita lo organiza, decide y ordena todo, piensa en todo.

—Tus hijas necesitan vestidos nuevos para las próximas fiestas. He visto unos encantadores al pasar por delante de una tienda. Creo que les gustarán. Quiero que estén guapas para el Yom Kippur. Si te parece bien, me las llevaré para comprárselos.

Sigue una zarabanda de preguntas familiares, de consideraciones acerca de lo cara que está la vida, de consejos a Consuelo y de maternales recomendaciones a nosotras.

Al terminarse el día, la vida recobra su murmullo. Las ventanas miran abiertas al sol poniente. Se respira mejor, ésta es la hora del paseo, y la ciudad se agita en la dulzura del atardecer. Yo juego en el jardín con mis hermanas. Consuelo, tomándose un poco de respiro, vigila nuestros juegos. Así esperamos el retorno de nuestro padre.

A decir verdad, Consuelo es más bien la verdadera ama de la casa. Después de la muerte de mamá, ella vela con cariño por el hogar y la familia. Después de cenar, nos quedamos en la cocina junto a ella, un poco fatigadas, y mimosas como un trío de gatitas, pidiendo sin cesar una caricia. Todo es bueno para retrasar el momento de ir a dormir.

—¡Consuelo, por favor, cuéntame un cuento!

—¿Cuál?

—¡El que quieras!

Llegan entonces las tan esperadas palabras, «érase una vez», y el instante de mi mayor felicidad. La escucho apasionadamente, que me cuenta la historia de una niña pequeña muy juiciosa, cuyo padre era torero, y que oraba a Dios todas las noches pidiéndole que le conservara la vida a su papá. La historia no se acaba nunca, los episodios se multiplican, se embrollan, se agravan... y se resuelven de forma maravillosa. Consuelo domina a la perfección el arte de alargar mi espera y revivir mi interés, dando cuerpo y consistencia a unos misterios que provocan en mí una insaciable curiosidad. Aguardo el día siguiente con impaciencia, soñando con mi heroína, de la que Consuelo me había dicho que tenía justamente mi edad.

Consuelo vive con nosotros, pero yo no la he visto nunca en la cama. Y eso que su habitación está al lado mismo de la mía. Cuando ella lo permite, la exploro sin tocar nada. En su mesita de noche tiene la fotografía de un joven de ojos oscuros. Un día me dijo que era su prometido. Pero murió en la guerra, y ahora ella ya no quiere casarse. A partir de este momento, no le pregunto nada más acerca de su novio. Me da mucha pena. Me dijo también que me amaba como si fuera su propia hijita. No puedo hacer nada sin ella, y no querría separarme nunca de ella ni de papá.

Cuando llega el Shabbat, la colmena familiar deja de zumbar, suspendida toda actividad. La efervescencia de la semana decrece suavemente, hasta ser sólo un murmullo piadosamente sostenido. La vida espiritual se adueña de lo cotidiano y del hostigamiento de las tareas materiales. Todo se calla. Los minutos se desgranan en la conciencia de un pacto divino milenario, que sería vano tratar de olvidar. El Shabbat domina nuestros cuerpos y modera nuestros ademanes, ordinariamente dispersados en la despreocupación febril del trabajo, de los ocios o de las visitas. Nos recogemos todos, retornando a nuestro ser íntimo y a los misterios de nuestros orígenes.

Después de servir la mesa, Consuelo se atrinchera en una inmovilidad de la que sólo sale si alguna de nosotras olvida la disciplina del momento. Entonces, suspirando, abandona su silencio para reprendernos.

La casa, sumida en el recogimiento, se convierte a mis ojos en un fabuloso terreno de juego. Imagino ser su única guardiana. La silenciosa cocina invita irresistiblemente a toda clase de experimentos prohibidos, y yo cedo a la tentación de hacer caramelo sobre la placa de pastelería, de preparar un pastel o una infusión de té para degustarlo. El paso apresurado de Consuelo y sus grititos me sorprenden con las manos manchadas de harina o encaramada a una silla para alcanzar el tarro del azúcar en la alacena. Ella corta por lo sano mis iniciativas. Yo imploro, ella me riñe y, poco después, me encuentro en su habitación, sentada en la alfombra, a sus pies, escuchando su sermón, con el que me explica, por enésima vez, la razón de las prohibiciones del sábado.

Yo protesto, obstinada, sin comprender la razón de que Dios se sienta descontento porque yo haga un buen pastel para el Shabbat. No es una cosa tan grave, y además, ¿cómo se puede estar sin hacer nada?

—No es que Dios esté disgustado, Sarah —me responde pacientemente Consuelo—. Lo que Él quiere es que aprendas a quedarte a veces tranquila, a reflexionar y a rezar. Ya es hora de que empieces a tratar de doblegarte a ello.

Pero a mí, en cuanto me callo, me invade el recuerdo de mamá y me siento sola y desgraciada. Me han explicado muy bien que ella está muerta y no volverá ya más, pero yo no puedo dejar de esperarla. Sólo conservo de ella un recuerdo muy difuso, y sin embargo noto terriblemente su falta.

Sueño largo rato ante su fotografía; era alemana, tan rubia como yo morena, con facciones finas, ojos claros y una tímida sonrisa que me conmueve. Papá me ha dicho que ellos se amaban tanto que mi madre lo abandonó todo para casarse con él. Fueron muy felices, y ella quería tener muchos hijos. Sus amigos la querían, porque era generosa, inteligente y dulce. Su única preocupación era nuestra felicidad, y estaba muy orgullosa de sus tres hijas.

Su desaparición dejó un vacío que nada ha podido llenar. He visto a mi padre proseguir una existencia consagrada enteramente a nosotras y a su profesión, como amputado de la mejor parte de sí mismo, la más viva y la más creativa. En cuanto a mí se refiere, he sentido durante toda mi vida la nostalgia de su presencia, sobre todo cuando, habiéndome convertido, a mi vez, en madre de una niña, tuve que inventar para ella los gestos y palabras que hubiera querido aprender de mi madre como la más tierna de las herencias.

La nostalgia refluye en estos momentos, más áspera que nunca en medio del aislamiento en que me encuentro. Me parece más duro no haber visto envejecer a mi madre, en el momento de comprobar en mi propio cuerpo las huellas del tiempo y de la enfermedad. La contemplación de la Naturaleza salvaje en el umbral del ciclo de hibernación despierta mis aprensiones: ¿y si me llegaba la vejez, convirtiendo mis esperanzas en ilusorias? La segunda operación, que ha restablecido el equilibrio de mi busto, era, en este sentido, un gesto esencial, una negativa a dejarme ir, a renegar de mi cuerpo de mujer, un deseo de darle la última oportunidad de vivir plenamente. La familiaridad de estos últimos meses con la idea de la muerte me había dado todas las audacias. Pero la soledad arruina mi determinación. A pesar mío, voy hundiéndome poco a poco en la desesperación, incapaz de encontrar una escapatoria, o una verdadera razón para creer aún en su posibilidad. Me siento menos segura de mi capacidad de seguir adelante sola, sin una mirada benévola que reconozca, ame y justifique mi voluntad de renacer. ¡Yo, que tan dispuesta estaba a aceptar todos los desafíos, e incluso a gozar en este combate, me estoy hundiendo sin remedio!

Siento que mi energía va declinando con la luz del día. La Naturaleza se desliza por la neblina de los días grises, y las tempestades del Suroeste baten la costa como una muchedumbre ululante bajo nubes de espuma. La insipidez de las cosas en que empleo mi tiempo, tras haber sido para mí un alivio, ahora me pesa. Mi alma se ha situado en el diapasón del viento, que barre la península con una rabia fría y destructora. Ya no me reconozco en la mujer que jugaba este verano en la playa, ebria de su independencia, adquirida en pujante lucha, y pletórica de sólidas determinaciones. Mi curiosidad, mi sed de libertad, se debilitan, olvidado ya todo rencor, y siento remordimientos por la loca vanidad que me ha empujado a romperlo todo para evadirme. No sé hacer otra cosa que llorar la inutilidad de mi vida, cuyo más violento sobresalto choca aquí con el disgusto y el cansancio. El futuro se me aparece espantoso de soledad y desolación.

Ahora que el peligro más inmediato ha sido apartado, cuando, si yo quisiera, todo podría volver a su orden normal, tengo que elegir. He de estar vigilante, porque, paradójicamente, lo más duro es lo que queda por hacer. No sé si tendré fuerza para ello. La tentación de llamar a Milán, de oír una voz familiar, se ha hecho demasiado fuerte. Pido el número a la centralita del hotel. Afortunadamente, la espera, demasiado larga, permite que me domine, y anulo la conferencia, temblorosa por haber cedido a un impulso que volvía a poner de golpe en tela de juicio lo conseguido en tantos meses.

Estoy haciendo un juego peligroso, apostando mi debilidad contra mi obstinación, mi razón contra mis aspiraciones. Me detesto por haberme desanimado tan pronto. Cualquier cosa antes que volver sobre mis pasos. Qué mujer tan mezquina soy, ansiosa de libertad e incapaz de vivir sin depender de los demás. Esta necesidad de una presencia o de una ocupación para salir de mi entorpecimiento, de mi angustia, me decepciona como una manifestación de cobardía, como una prueba de inestabilidad. Paso, sin transición, de la exaltación a la delectación taciturna. Quizás haya llevado la cosa demasiado lejos. Me roe la incertidumbre de no tener ya moralmente el recurso de vivir esta independencia tan ardientemente deseada.

Para tranquilizarme, me repito que la libertad es una conquista infatigable, que hay que recomenzar cada mañana. No hay nada ganado por anticipado, y sólo estoy en el comienzo de mi gestión. Tengo que tomar el tiempo necesario para adaptarme a las dificultades de cada día, para apreciar en mí una renovación a despecho de todo, sin una medida común con el ayer.

He visto en el cristal el reflejo de una mujer un poco inclinada, de gestos lentos, con aire ausente, triste fantasma de mi miedo, con su cortejo de negras ideas. El choque ha sido saludable. ¡Imposible seguir teniendo ese aspecto! Como si el velo que mi nostalgia había colocado sobre el mundo se hubiese rasgado de golpe, oigo los murmullos compasivos, leo la inquietud en los rostros amigos, comprendo al fin sus discretas invitaciones a que salga de mi aislamiento. Me detengo, sorprendida por la evidencia de su inquietud: ¡he debido vivir estos últimos días como si me desplazara a cámara lenta en un filme rodado a la velocidad normal! Su discreción ha respetado simplemente mi solitaria meditación. Todos aquí tienen la consigna de atenuar el sufrimiento y dispensar el bienestar. Pretenden que quienes reciben tantos cuidados y atenciones respondan a ellos favorablemente.

Mi orgullo se resiente un poco por haber dado tantas muestras de una debilidad deprimente. En los pasillos, nada distingue, bajo la bata blanca de toalla, el grado de riqueza, de elegancia o de notoriedad de los que se han endosado este uniforme de paciente. Cada uno ha venido a librarse aquí de sus males, a confiar su cuerpo dolorido a la acción benefactora del mar, o a templar de nuevo sus fuerzas, desgastadas por la trepidante vida de las ciudades. No hay hipocresía que lo resista. De modo que uno no tiene otra cosa que la prestancia de su paso, la vitalidad de sus gestos, el dinamismo en el esfuerzo, su cuerpo, en una palabra, para expresar la única prosperidad que verdaderamente cuenta. Los masajes vivificantes de los chorros de agua marina, la alternancia de una actividad física sostenida y la forzada inmovilidad de los baños de barro, o de algas, nos devuelven por la noche derrengados a nuestras camas, con los músculos y hasta el más pequeño de nuestros poros saturados de una sana fatiga yodada.

Yo tengo ahora dos senos que confiar al poder regenerador del océano, para que éste borre en ellos el rastro violáceo del bisturí. Mi única certeza es la alternativa que tendré que resolver al final de esta estancia: regresar a Milán o intentar una cirugía estética, para volver a dar forma a mi pecho; renunciar, con arreglo a la voluntad de los míos, o reivindicar mi identidad, mi feminidad, con un egoísmo completamente nuevo. Esto supone que, sea como sea, debo hallarme en estado de elegir. Tras la atonía de estos últimos días, el mejor medio de despertar mi confianza, al mismo tiempo que mis fuerzas, es abandonarme al placer de sentir este vigor salino.

Había olvidado la primera lección de estos largos meses de prueba: mi cuerpo enfermo me reveló lo absurdo de una existencia sufrida como un mal castigo. La mujer que yo quiero ser sólo puede modelarse por medio de su total curación. Consagrando mi energía a restaurar mi salud y la belleza de mi cuerpo, llegaría a descubrirme, y presentía que me agradaría mucho aquella Sarah que dormía en mí.

Resumiendo, ¡que se trata ni más ni menos que de seducirme a mí misma! Yo, que nunca he vivido de otro modo que a través de las usuales definiciones de la mujer, «hija de», «esposa de» y «madre de», descubro, con un temor mezclado con admiración, que tengo una cara, un cuerpo y un pensamiento por mí misma. Sencillamente, la vida de los demás ha llenado durante tanto tiempo la mía, que me siento ahora desnuda y solitaria hasta un punto casi insostenible. Tengo los brazos vacíos, el mundo ha quedado despoblado, y no sé hacia dónde se van a dirigir mis pasos.

En la errática desorientación en que me hallo, algunos rostros amigos jalonan mis incertidumbres. Rostros de mujeres, a las cuales deseo hablar de mis obsesiones, en el lenguaje crudo y vivo de mi libertad descubierta. Mujeres, a las que antes nunca hubiera pensado en abordar, por distracción, reserva o cortesía, me interesan apasionadamente, como si tuviésemos un secreto que compartir.

Así me ocurre con Francine, con la que me encuentro cada día en la piscina. Poco a poco, nos hemos hecho amigas, y nos hemos sincerado, con el miramiento y el pudor que me caracterizan. A partir del primer momento, ella comprendió lo que era para mí la prueba de desvestirme y el sentido del singular combate que sostenía conmigo misma mientras daba vueltas cada día en la piscina. Sus ojos azules, llenos de buen humor, supieron hacer ligera su compasión, naciendo una especie de complicidad, que se ha ido profundizando. Desde mi regreso, ha adivinado que esta vez el enfrentamiento es más grave. Seguimos hablando cada mañana de los progresos de mi convalecencia, pero ambas sabemos que ya no se trata simplemente de esto.

Un día, Francine me dice a quemarropa, poniéndose como la grana:

—¿Se siente, acaso, extrañamente sosegada, a veces, como si se desprendiera de usted misma, sin saber a ciencia cierta si va a caer o a remontar el vuelo? Hace días que quería decírselo; no debe quedarse así, tan sola. Tiene que calibrar su pena, medirla, llegar hasta el fin. No le conviene estar encerrada en sí misma. Si usted quisiera, ya que ha elegido Bretaña como refugio y le tiene cariño, podríamos dar grandes paseos juntas, los domingos.

¡Ha sido preciso que mi inmovilidad de estos últimos días le inspirase serios temores para que saliera de su reserva y me lo propusiera! Le confieso sencillamente que, sin ánimo de abusar de ella, su proposición me resulta increíblemente tentadora. Siento muy bien que he llegado a un punto de ruptura peligroso, donde corro el riesgo de perder la clara consciencia de la realidad.

Luego, recorremos cada domingo la región. Francine conoce su país a fondo, y, sobre todo, habla bien de él. El azar feliz que me ha traído a esta costa, al fin de la tierra, ha ofrendado a mi búsqueda el paisaje que le conviene. El enfrentamiento de la tierra y el agua, el trabajo del viento contra la piedra... Siento en ellos intensamente la pujanza que responde a una violencia ignota surgida en mí.

Concarneau, Douarnenez, Locronan... El «Renault 12» de Francine nos lleva valientemente por unos caminos hondos y difíciles, hacia la altura vertiginosa de un camino sin salida al borde de un acantilado, por el dédalo de pintorescas callejuelas de las antiguas ciudades bretonas. Miro a mi amiga, absorta en la conducción del vehículo. Ella irradia la calmosa seguridad de las almas bien templadas. Es una mujer sólida, expeditiva y cálida, con la que se puede contar. Es dichosa con la mayor sencillez, sin ambición desmesurada ni esperanzas locas. Su trabajo en el centro de cura, su familia y algunas amistades, resumen su vida cotidiana; limpia de envidias, de cálculos y de engaños, sabe aprovechar la alegría del instante, distraerse con lo imprevisto y asombrarse de cualquier cosa. Su risa es intensa y comunicativa.

Gracias a su contacto, saturado de jovialidad, vuelvo a una justa medida de las cosas. Charlamos como cotorras, y llegamos rápidamente a las confidencias. Nos divertimos viendo el carácter insólito y desmesurado de las diferencias entre nuestras dos existencias. Cada una de nosotras debe de tener la impresión de que la otra viene de un planeta lejano. Pero, por otro lado, somos hermanas por nuestra sensibilidad y la afinidad de nuestros papeles de madre y de esposa. No hay la menor sombra de prejuicio en Francine, que admite espontáneamente mis aspiraciones como legítimas; no se interesaría más seriamente por ello si le concerniera personalmente. Su afectuoso sentido práctico se preocupa sobre todo por el aspecto material de la aventura. Francine es una mujer organizada, que sabe el precio de la seguridad y juzga peligrosa mi manera de esperar y de ver cómo vienen las cosas. Ella se asombra cuando yo le explico gravemente mis proyectos de mujer independiente, e insiste incluso, con aspecto un poco catastrófico, al ver en mí tal cúmulo de pueril inconsciencia:

—¿Quiere usted vivir sola en París, en el hotel, sin nadie a su lado, cuando está todavía convaleciente y ni siquiera ha terminado con las operaciones? ¿Quién va a ocuparse de usted? Sus médicos y sus amigos, a despecho de toda su abnegación, no serán suficientes. Ni siquiera puedo imaginarme qué va a hacer usted.

Francine juzga a todas luces que estoy haciendo una locura. Sin ser moralista, sus objeciones son de orden práctico y afectivo. Severa para con mi entorno, ella no comprende, empero, el objetivo de mi retiro. Dicho sea de paso, yo tampoco lo comprendo, tampoco sé exactamente qué es lo que espero de ese futuro solitario que me trazo. Incapaz de darle una respuesta satisfactoria, me cuesta lo indecible convencerla de lo bien fundado que está lo que ella considera una cabezonada. A su juicio, lo lamentaré. Su inquietud está basada en su propia experiencia: natural de Morbihannaise, viviendo allí en su propia casa, no lejos de sus hijos y conociendo a todo el mundo, la soledad le pesa a menudo. Ella conoce a una

Sarah activa, sociable, a una mujer alegre en el fondo. El pasado verano, al vernos a mi marido y a mí juntos, como una pareja muy unida, él tan reservado y yo tan dinámica y resuelta, llegó a estar convencida de que la que dominaba era yo. Claro, en este momento, estoy un poco deprimida. Cualquiera lo estaría, después de todo lo que acabo de pasar. Esto podría falsear mi visión de las cosas y provocar acontecimientos cuyas consecuencias serían imprevisibles.

Yo prefiero esta incertidumbre a la seguridad de lo que me espera en Milán. Ignorar lo que sucederá mañana no es tan grave cuando, como yo, se ha tenido demasiado miedo a morir encerrada en acritudes y en cansancio. Vale más estar sola que sumida en el desamor, desconocida y ridiculizada en los sentimientos. No estoy cediendo en absoluto a un capricho de mujer demasiado mimada por la vida. La idea de que, una buena mañana, haya podido ver en mi cáncer la única tabla de salvación, casi una suerte, ha provocado estos días pasados mi pánico y mi hundimiento. Hay en ello una especie de escándalo, una crueldad inhumana o una farsa monstruosa. Esto sólo han sabido comprenderlo los extraños, y el remolino provocado en Milán por mi partida me parece benigno pensando en la ceguera de los míos.

He huido de su indiferencia, de su atención mesurada en el alba de las conmociones que mi dolencia podía acarrear a sus existencias, organizadas como mejor cabía a sus intereses y deseos. Al reflexionar, comprendo que ellos han contemplado mi cáncer como si se tratara de algún capricho inédito, inventado con objeto de obligarles a interesarse por mí. Si me hubiese quedado en Milán, habrían podido confiar, allí mismo, a manos juzgadas competentes el problema que yo les planteaba, y volver a sus ocupaciones habituales con la satisfacción del deber cumplido. Partir era obligarles a vivir al mismo tiempo que yo el choque inaudito de mi mal, traspasar a su universo la explosión tonante de semejante nueva, el desastre íntimo suscitado por ella. Esta situación, para mí insoportable, tenía que hacer, por lo menos, que su situación fuera insostenible; si no querían escucharme, yo les obligaría a ver, a considerar, la evidencia de mi ausencia, como prueba de la gravedad de lo que me estaba sucediendo. Es el colmo de la ironía. Ellos sólo reaccionaron al decirles me voy; en lugar de responder a mi pánico ante el cáncer. Imposible tocarles de otra manera que en su imagen de sociedad, afectarles de otro modo que por medio de una ruptura teatral. ¡Qué siniestra comedia hemos representado! Sin embargo, yo no podía seguir teniendo sola aquel inmenso miedo, tonto y visceral, dejándoles una vez más el beneficio de las apariencias. ¡Quería decir a gritos que yo estaba sola, intolerablemente sola, y que esto se supiera! Entonces, con la maleta en la mano, el corazón en un puño y el cáncer en bandolera, me había marchado.

Ellos habían comprendido, después de todo, que marcharse no era nada, que yo podía morir en el empeño. Pero su tenaz rencor reapareció a la primera señal de mi curación. A su modo de ver, yo les debo la justa reparación de una solemne majadería, que la prueba de la enfermedad no alcanza a justificar a sus ojos: mi marcha.

Todo esto no puedo decírselo a Francine. Su alma, sencilla y buena, se horrorizaría al saberlo. Tan inconcebible le parecería todo esto, que llegaría incluso a sospechar que dramatizo exageradamente las cosas, o que le oculto algo. Aun admitiendo que tomase partido por mí sin restricción alguna, me resultaría imposible explicarle, hacerle comprender, que no hay en ello la menor maldad por su parte, sino un egoísmo frenético y la absurda convicción de tener un pleno e imperioso derecho a mi entera sumisión a las conveniencias, a las leyes familiares y sociales. Habría que preguntarse qué significa para ellos la vida fuera de este severo cepo, tan inmensamente inútil en cuanto aparece un verdadero obstáculo, tan sumamente vano ante la muerte. En ese preciso momento, el hecho de que ellos me amaran, porque me aman, eso está claro, me aman porque soy su esposa o su madre, pues bien, este hecho no ha sido suficiente. Faltaban la mirada sincera, la escucha atenta, la mano tendida, el calor de una ternura viva y desinteresada. Su línea de conducta, trazada ya de antemano, no ha previsto ni los saltos del corazón, ni las fantasías del tiempo, ni los sucios golpes del destino. Su modo de vida y su modo de pensar me parecerían verdaderamente fútiles y dignos de risa hoy en día, si no hubiera sacrificado a ellos casi la totalidad de mi existencia.

Francine debe acechar en mi rostro las menores variaciones de mi estado de ánimo, pues se sorprende en voz alta al verme un instante animada, alegre como un pinzón, y luego, de repente, taciturna, con cara de entierro, según su expresión. Ella me acusa cómicamente de reírme al contarle mis historias más tristes y de hablarle amargamente de mis alegrías. Eso no está tan mal. No tengo otro recurso que convertir en broma la acumulación de mis fracasos. Hago el payaso en lugar de hundirme, segura, por mi experiencia de siempre, de salir del paso con alguna pirueta. En resumen, que acabo de lograr el mejor truco de mi carrera de ilusionista conyugal: escamotearme yo misma. He abandonado la ilusión de una Sarah dichosa, el espejismo de un hogar unido, sin estar del todo convencida de haber perdido en el cambio. He elegido ser yo misma simplemente, y mantengo en adelante la lucha en dos frentes: el cáncer y la conquista de mi independencia.

Pero Francine ha sido clarividente, resulta más fácil enfrentarse alegremente con los problemas cotidianos que librarse del pensamiento de la muerte con la más intensa alegría. Ahora, la muerte ya no me da miedo. Sé bien que, si por mí fuera, me moriría como mi padre, rodeada de seres queridos, con mi fe en Dios y mi confianza intacta en la vida. En el momento mismo en que pensaba haber llegado al final de mi camino sin esperanza alguna, creyendo la muerte completamente cercana, descubro que me queda aún toda una vida que disfrutar, que inventar, que descubrir. ¡Con tal que tenga tiempo de hacerlo todavía! Semejante felicidad me desarma. La intensidad de mis gozos presentes está demasiado influida por mis fracasos anteriores para que me abandone a ella sin segundas intenciones. Estas horas compartidas, estas caras amigas, no esperaba verlas ya.

Las lluvias de noviembre confinan en el hotel a los pocos convalecientes que han resistido el *spleen* contagioso del paisaje invernal. Una dulce intimidad se instaura subrepticiamente entre nosotros. Con todas las luces encendidas, nuestra confortable ensenada se alza en medio de un universo que se ha hecho hostil, incluso ligeramente inquietante. Las opacas nieblas, atravesadas por la humedad glacial de las corrientes de aire, borran las señales familiares y apagan la voz del océano desencadenado. Nosotros estamos aquí al abrigo de los elementos hostiles, casi aislados del resto del mundo, en una *no man's land* (1) en la que nada puede sucedernos. Yo me siento al fin liberada de la mirada de los míos sobre mi vida, al abrigo en este capullo cálido y tranquilizador, como una isla tras una muralla de espesas nubes.

Al sacarme de mi aislamiento, Francine ha abierto una ancha brecha, por la que me evado de mí misma con toda mi recobrada espontaneidad. Me he sentido salvada la mañana en que he decidido arreglarme las uñas. El brillante barniz me invitaba a estrenar mi conjunto de paño rojo guarnecido de piel; y, recobrando mis costumbres, me he peinado y maquillado con cuidado. Esta pequeña mentira coloreada es la de toda mujer que, con un pudor inconcebible para el que no lo ha sentido, se niega a desvelar las inquietudes que ensombrecen el rostro y dejan huellas en el cuerpo, el rastro de las noches de insomnio y las facciones ajadas por secretos tormentos. Maquillarse, engañar y mentir, sí, con la suficiente ligereza para, sobre todo, no hacerse nunca acreedora de piedad o de compasión. Luchar, con medios tan ridículos, y, sin embargo, tan eficaces, contra la vida que os rehúsa una tez esplendorosa, como para castigaros por haberla comprendido mal, por haberla vivido mal. Estos sencillos gestos me han devuelto a mí misma. ¿Quién sería capaz de adivinar los desgarramientos que se ocultan bajo la elegante apariencia? Esta

(1) Tierra de nadie (inglés). *(N. del T.)*

misma languidez, que no he podido borrar por completo, pasará por un colmo de artificio. Esta noche no seré ni más ni menos que las demás mujeres. Pareceré libre, despreocupada, incluso un poco distraída. Las miradas valoradoras sabrán apartar, también esta vez, las obsesiones de la decrepitud física, y yo olvidaré mi silueta mutilada y el horror de mi pecho sacrificado.

Descubro bruscamente que cada una, aquí, tras una sonrisa abierta, puede ocultar, como yo, algún dolor o alguna amargura. Me enternezco al pensar en este discreto valor de mujer, en el que algunos no verán otra cosa que un frívolo deseo de agradar. Dos de ellas me atraen particularmente. Por fortuna, las afinidades, que se abren rápidamente paso en este contexto desusado en el que los convencionalismos han quedado abolidos, nos han reunido en el mismo grupo. Una de ellas es Catherine, gran señora, rubia de alto copete, un poco altanera y muy graciosa con sus salidas, su humor corrosivo, ligeramente teñido de cinismo. Catherine es demasiado mundana y demasiado lunática para que le confíe mis disgustos conyugales. Pero no sé resistirme a sus vigorosas invitaciones a salir de mi reserva. Me divierto mucho dándole la réplica. Ella, perentoria, se jacta de juzgar las personas en un abrir y cerrar de ojos, mas no ha podido decidir aún si soy más bien ingenua o extremadamente astuta. Sin duda, por ello le intereso.

Danièle, la más joven, la más independiente también, completa nuestro dispar trío de parlanchinas. He observado en seguida con qué indulgencia pasea en torno suyo una mirada divertida. Ambas nos hemos desembarazado pronto de las cosas mundanas, encantadas de adivinarnos tan afines. Nuestras largas conversaciones me han permitido apreciar esta personalidad original, la finura de sus puntos de vista y la firmeza de su carácter. Divorciada, madre de dos hijos, ha manejado enteramente sola la barca de su vida antes de encontrar a Claude, junto al cual conoce ahora la madurez de una felicidad profunda. Su temperamento impulsivo contrasta con la austeridad de su profesión de farmacéutica. Le confieso que no me la puedo imaginar vistiendo una bata blanca. Ella me replica, diciendo que no hay nada más seductor. Añade acto seguido, la muy picarona, que, después de tanto rodar por los hospitales, tengo que haberme dado cuenta de ello. Yo respiro, liberada. Al fin he encontrado a quién hablar ligeramente de las cosas graves. Danièle me echa una veloz ojeada, acechando mi reacción. Catherine, estupefacta, espera un estallido, pero nuestra complicidad la obliga a emprender la fuga, envuelta en el ropaje de su dignidad ofendida. Sospecho que Danièle lo ha hecho adrede para desconcertarla. ¿Cómo ha podido adivinar, conociéndome apenas, mi necesidad de bromear a este respecto? De golpe y porrazo, me atrevo a expansionarme. Le cuento hasta qué punto ha sido fructuosa esta experiencia, y en suma muy afortunada, a despecho de la fatiga y del dolor de las intervenciones quirúrgicas.

Lo cierto es, empero, que el profesor Combray ha hecho todo cuanto ha podido. Descubrir, en el momento en que ya no esperaba nada, una abnegación tan auténtica, y semejante conciencia profesional, unidas a una comprensión tan penetrante, me han devuelto el gusto de vivir. Ambos hemos luchado juntos. No contento con alejar el peligro físico del cáncer, él ha buscado la manera de arrancar de mi alma una desesperación más duramente enraizada que un tumor. Me ha enseñado a volver a vivir día tras día, lo mismo que se vuelve a enseñar a andar a un herido grave. No era fácil vencer mi escepticismo, mi inercia, disipar mis vacilaciones y devolverme la fe. Pero la esperanza renace más de prisa cuando un ser fuerte pone toda su capacidad y toda su convicción al servicio de vuestras debilidades y de vuestra curación.

Un marido hubiese podido desempeñar este papel, me dice Danièle. Y entonces le explico que, enferma o gozando de buena salud, el mío me ha tratado como si fuera un fardo molesto. Inútil esperar de él una palabra tranquilizadora, una ayuda cualquiera, y menos aún la solicitud de un compañero en los momentos difíciles. Vale más contar solamente con mi médico para sentirme segura. Mi marido, por su parte, se ríe de mis quejas; mi angustia le aburre y mi dolencia le molesta. Considera que yo le debo a él muchos más esfuerzos y sacrificios. Solamente su hija merece sus atentos cuidados, su protección y todo su interés. Yo me había habituado ya a callarme y a no esperar nada de la vida.

—¡Bravo! —aplaude Danièle—. Apostaría, además, a que esta dominación absurda es obra de un ser débil. Todavía debe de estar preguntándose qué mosca le ha picado a usted. Dígame si me equivoco: él ha apelado al escándalo, luego se ha hundido y ahora reclama obstinadamente que vuelva usted a casa, con el único pretexto de que la ha querido siempre y que es usted su mujer. ¡No tenga demasiados remordimientos, Sarah! Sea cual sea su decisión futura, buena falta le hacía barrer sus escrúpulos, salir de su entorpecimiento de mujer sometida y hacer frente al egoísmo de todos ellos. El cáncer era su última posibilidad. ¡Qué maravillosa revancha del destino que salga usted de él tan magníficamente!

Decididamente, he recibido mucho más del azar de las amistades entabladas durante estos últimos meses, que de mi familia en treinta y cinco años de vida común, en la que se han hundido mis ilusiones, mis sentimientos y mi equilibrio. Danièle me escucha como sólo una mujer puede escuchar a otra. No hay ninguna necesidad de explicarle el sufrimiento acumulado, la violencia de mi rebelión y el pesado precio pagado por esta libertad. Su amistad, ofrecida con tanta sencillez, responde a mi torturante necesidad de entregar todo cuanto hay en mí, y veo con honda y sincera pena cómo se va acercando el fin de su estancia en Quiberon. Notaré mucho su falta. Mas, antes de que haya tenido tiempo de decírselo, ella me ha propuesto, de buenas a primeras, que vaya a pasar el fin de semana en su casa, en Brest, para sellar así nuestra amistad. ¿Sabe acaso el regalo que me hace con ello? Estas cuarenta y ocho horas pasadas en Brest, bajo una llovizna pertinaz, quedan como un paréntesis inolvidable en estos largos meses de espera, antes de mi tercera operación.

La casa era acogedora y se parecía a la propia Danièle. Se

reunían en ella el añejo encanto de este rincón de provincia francesa, muebles antiguos, porcelanas finas, y los tintes contemporáneos, el toque de originalidad que a ella le agrada tanto. La risa de los niños, la belleza del lugar, la refinada hospitalidad de mi amiga..., todo concurría para que yo abandonase mis reticencias, mi tensión y mi reserva. Cada hora que pasaba descubríamos nuevos gustos comunes, se establecían nuevas complicidades. Por la noche, Claude se reunió con nosotras, después de haber acostado a los niños. Tras la excitación de esta jornada trepidante, yo gozaba de esta hora fraterna, de la generosidad de esta pareja tan unida, de la armonía del entorno. Yo planeaba, literamente, por los aires. Reanudamos nuestra conversación, y, con toda naturalidad, comencé a hablarles de mis proyectos. Al abrirme así a ellos, les ofrecía una realidad clara y serena. No temía en absoluto el juicio que pudieran hacer estos seres inteligentes, de una sensibilidad vibrante. Me parecía conocerles de toda la vida. Estuvimos hablando gran parte de la noche. La vida les había asestado también duros golpes y sabían muy bien que su felicidad era tan frágil y maravillosa como la llama de una vela. La sorprendente intimidad a que habíamos llegado tan pronto, no tenía otra explicación.

Creo que fue precisamente aquella noche cuando fue tomando cuerpo mi deseo de escribir. La escritura podía dar un sentido a mi soledad. Ya no me sentía aislada entre una multitud de sombras que no me miraban, perdida en un desierto infinito, en el que ningún eco respondía a mis gritos. Yo sabía que, en adelante, podría compartir mi carga: Danièle me había dicho y repetido, antes de marcharse, cuán emocionante, locamente joven e interesante le parecía esta Sarah que ahora se estaba abriendo. Yo deseaba intensamente ser digna de su confiada amistad y corresponder a su entusiasmo. La primavera prometía ser deslumbradora, si no cedía en mi resolución. No había pagado en vano mi tributo al sufrimiento. El pasado era tan sólo una pesadilla. Mañana cumpliría las promesas de mi infancia feliz.

VII

Mi espera ha tomado un giro más ligero. Me dejo deslizar al paso del tiempo con la deliciosa impresión de remontarlo. Muchas veces he estado viviendo cosas que, en el fondo de mí, estaba segura de haber vivido ya. Y siempre me decía: este paisaje lo he visto, esta historia la conozco. Cuando hablaba de ello a mi marido, me contestaba: «En efecto, debe ser una impresión muy extraña. Afortunadamente, son cosas que sólo te suceden a ti. No es que lo encuentre incomprensible, sino más bien ridículo. De modo que te ruego que me libres de este género de elucubraciones.»

Así que me guardaba para mí ese curioso sentimiento de irrazonable connivencia con el tiempo. ¡Bendita sea mi imaginación, si es ella la que hace deslizar así retazos enteros de lo real, para tranquilizarme fugazmente respecto a la inmutable belleza de las cosas y el feliz desenlace de todo! Estos relámpagos de reminiscencias aparecen siempre en el momento de la más negra desesperación. En esos momentos en que entrechocan el pasado, el presente y el porvenir, confundidos en la imagen de una felicidad posible, sé que esta tierra agreste y sus indomables habitantes pertenecían a mis sueños de toda la eternidad. Al fin he contenido la caída libre de mi existencia y de mis pensamientos. Llegada al límite de mis sueños, ¿qué será ahora de mí?

El áurea bienhechora de estos dos días pasados en Brest persiste, cual preciosa protección. He estrechado vínculos, de una rara calidad, con estos seres nobles, que saben dar con gran naturalidad. Mi ternura por Danièle y Claude renueva la que tengo por mis propios hijos. Soy muy poco hábil para expresar mi amor maternal sin parecer una madre excesivamente posesiva. Sus desvíos me han hecho sufrir horriblemente y me han reducido a una gran pobreza afectiva, que, antes, me hundía aún más en mi soledad. Esta amistad ofrecida restablece el equilibrio y la justa medida en mis afectos. Siento latir de nuevo en mí un corazón de madre pletórico, cuyo amor desbordante no se derrama ya en el vacío. La amistad es un exutorio maravilloso, que yo descubro demasiado tarde. Existe, pues, un hogar al que la vagabunda que yo soy podrá venir a reposar, sin otro pretexto que el de la amistad. No me preguntarán ni por qué ni cómo, ni de dónde vengo ni a dónde voy. Me harán un sitio, sin más, y esta certeza me consuela de muchas desilusiones.

Aislada en mi habitación para reflexionar mejor acerca de la significación de todo esto, lleno páginas y páginas. Mi tensión se ha convertido en un intenso deseo de progresar. Comienzo a dominar lo que me ha sucedido, y tengo prisa en desembarazarme de mis recuerdos, como si de una vieja piel gastada y enojosa se tratara. A decir verdad, ya no puedo estarme quieta. Mi poder de recuperación me maravilla. He vuelto a encontrar intactos mis entusiasmos juveniles, y pataleo de rabia al tenerme que plegar a los constreñimientos de mi debilitado cuerpo. Ejercito mi paciencia escuchándolo renocer y moverse con más soltura cada día. ¡Ha ido todo tan velozmente y con tanta lentitud al mismo tiempo! Mis cicatrices se van cerrando, pero sus blancas líneas traicionan mi penosa historia. Frecuentemente, sueño que una mañana, al despertarme, han desaparecido. Tengo que esperar aún, para saber si podrán ser borradas. De modo que siempre hay que volver a lo mismo, a la espera.

Le debo una explicación a Alessandro. Hace muchos días

que tiene que darse por satisfecho con nuestras conversaciones telefónicas. Su extraordinaria paciencia me habla de su temor a verme perseverar en mis yerros. Mi carta no le tranquilizará en absoluto, pero le mostrará, al menos, que no le considero algo insignificante. No se traza tan fácilmente una cruz sobre treinta y cinco años de vida en común. Además, mi ternura por él no se ha modificado en lo más mínimo. Lo que ocurre, simplemente, es que ésta jamás ha bastado para llenar mi existencia, y estoy ya cansada. He decidido que, si el cáncer me concede una tregua, el fin de mi vida será tan rico y fecundo como vacío e inútil ha sido lo vivido hasta ahora.

Se trata, pues, de escribírselo con toda sencillez, y prefiero ser breve:

Alessandro:

No reconocerías Quiberon bajo la borrasca invernal. He tardado mucho en escribirte esta carta, porque necesitaba distanciarme un tanto. Nunca hubiera creído que un día tendría que huir para no sufrir más. Ahora, por primera vez en mi vida, me siento verdaderamente en paz. Una paz vinculada, en parte, a mi aislamiento, pero creo que también al quebrantamiento, y a un egoísmo bienhechor, que tú juzgarás sin duda muy severamente. No insistas más, te lo ruego, en que regrese a Milán. El recuerdo de nuestros dolorosos fracasos me impide creer en tus promesas. Tú y yo ya no cambiaremos, o no cambiaremos lo bastante como para atenernos mucho tiempo al régimen de los compromisos. Es prudente admitir que una retirada silenciosa y sosegada nos resultará más beneficiosa. Pienso volver a París después de mi cura, e instalarme allí. El cáncer me ha enseñado a vivir al día, y esto no me va del todo mal. Además, el peligro no ha desaparecido aún por completo. Pienso organizar mi soledad sin ti con una calma que te debe parecer monstruosa. Pero, a decir verdad, yo nunca te he servido de gran cosa, y no tengo en absoluto la impresión de privarte de lo esencial. La gente dejará pronto de hablar. Por lo demás, tengo la impresión de que no he hecho más que figurar en tu vida. Te dejo el cuidado y el tiempo para que medites sobre ello. Además, nada es nunca tan definitivo como suele creerse. ¡Hasta pronto!

Firma Sarah, la bravía, la solitaria, la de los decididos sentimientos de mujer libre, tan libre como el cáncer lo permite. Quiero a Alessandro como a un viejo compañero distraído y torpe. Releo mi carta; lo menos que puede decirse es que los remordimientos no me ahogan. Al reflexionar, comprendo bien que no he elegido el camino fácil. He escrito esta carta resumiendo mis resoluciones, y su rigidez traicionaría sobre todo mi angustia por el hecho de no exponérselas a un lector atento. Alessandro sólo verá una cosa: que tengo la desfachatez de plantarle cara. Él no soporta que yo no le permita elegir. Así que me trata como a una rebelde y se mantiene firme en nuestro viejo antagonismo. Por mi parte, quisiera despojar nuestras relaciones de toda acritud. Resulta imposible hacerle comprender que mi propio margen de libertad es extremadamente reducido. No me bato contra él, sino contra el cáncer. Es cierto que el hospital ha transforamdo mi resignación en una áspera determinación. Esto, ciertamente, ha tomado el aspecto de una aventura insensata. ¡Pero quien arriesga la piel en ella soy yo! Había motivos de sobra para ponerlo todo en tela de juicio, y quiero hacerlo precisamente en mi quieta soledad. No puedo evitar sentirme enfadada con él por su falta de compasión. Si Alessandro se hubiera ablandado, aunque hubiera sido en el último momento, yo no me habría marchado.

Las ideas negras se han adueñado de mí. No tengo ganas de bajar a cenar. Romper con mi aislamiento, como he hecho estos últimos tiempos, ¿era quizás una flaqueza culpable o una añagaza más? Es preciso que yo sepa si soy capaz de vivir verdaderamente sola. Llamo a Monsieur Jean, el jefe de camareros, para advertírselo. Protesta amablemente. Su calurosa solicitud es inextinguible. Personaje austero, de rostro enérgico, vela por mí como si fuera un genio bueno. Él no vacila en lo más mínimo, cuando me ve desamparada, en desplegar en torno a mí el biombo de su eficacia. Aleja a los habladores, evita las indiscreciones, adivina infaliblemente la minuta que puede tentar mi mediocre apetito y sabe callar o pronunciar las palabras justas que yo necesito para recobrar mi serenidad.

Suena el teléfono. Muy animada, Catherine me exhorta a reunirme con ella. Monsieur Jean le habrá hablado. Catherine, tomando mi silencio como una postrera vacilación que vencer, insiste:

—Baje usted, Sarah. Cenaremos juntas. Voy a añadir un cubierto en mi mesa. ¡No vaya a caer de nuevo en su taciturna delectación, con el pretexto de que nuestra amiga Danièle se ha marchado! Esto sería vejatorio para mí, y yo soy terriblemente susceptible.

Me rindo. La cortesía más elemental juega a veces tales jugarretas. Catherine, como de costumbre, tendrá mil y una cosas que contar, y yo ni siquiera tendré necesidad de hablar. Además, esta noche hay demasiados fantasmas en mi habitación. No me siento lo suficientemente heroica como para quedarme a solas conmigo misma, para ver si me soporto aún. Mi rígido sentido del deber sólo ha servido para inducirme a cometer la sublime tontería de apostar contra mí misma y de privarme de los más sencillos placeres de la vida.

Llevada por mi estado de ánimo, decreto que voy a asumir también mi pereza y no perder el tiempo en arreglarme. De manera que bajo sin maquillarme ni cambiarme siquiera de vestido.

Entro en el comedor en compañía de Catherine. Una granizada venida de alta mar golpea con fuerza los cristales. Todo está como ayer, salvo un pequeño detalle. Hay una cara nueva, recién llegada. Se nota en torno suyo un movimiento insólito, que modifica sutilmente la atmósfera de la sala. Con toda evidencia, se beneficia de la celosa prontitud que Monsieur Jean reserva para sus clientes elegidos. Intrigada, le observo a hurtadillas. Posee soltura, no es de los que pasan inadvertidos. Sus facciones acusan una gran personalidad, y posee la desenvoltura natural de la verdadera autoridad. Su aire deportivo y vigoroso, la franca cordialidad de su rostro abierto y su porte desembarazado me sorprenden. En suma, que lo encuentro más bien seductor, y esta simple constatación me pone de buen humor. Me reprendo, confusa, por observar con tanto detalle y precisión a un desconocido. Mi postración de diez minutos antes se ha transformado en una incomprensible euforia, que me hace divagar como una colegiala. ¿Qué es, pues, lo que me pasa? Me burlo un poco de mí misma; mi imaginación galopa al pensar en un hombre cuya sola presencia me turba de manera extraña. En realidad, esto sería más bien una reacción sana, y tendría que alegrarme por ella. Pero, en mi fuero interno, me amonesto irónicamente: «¡Vamos, Sarah, qué locura! Un poco de realismo. Con la cabeza que tienes esta noche, no hay el menor peligro de que se fije en ti.» Pero, a pesar de todo, mi alegría subsiste. Catherine no comprende en absoluto el porqué de mi repentina animación, pero la remarca con satisfacción y se felicita por ella.

Cenamos las dos con buen apetito. Me digo a mí misma que, después de todo, estoy satisfecha de haber bajado. Catherine reclama un relato detallado de mi estancia en casa de Danièle. Entusiasmada con mi relato, no me he dado cuenta de que mi famoso desconocido se halla junto a nuestra mesa. Casi me había olvidado de él. Su voz grave me interrumpe. Saluda a Catherine como a una vieja conocida:

—Querida amiga, hágame usted un favor. Presénteme a su compañera y permítanme que las acompañe.

Catherine le saluda con una familiaridad sorprendente, ya que ella raramente manifiesta hasta tal punto su simpatía. Me presenta a Christian Kervanoël, uno de los más fieles parroquianos de Quiberon. Él se sienta con desenvoltura a nuestra mesa y entabla una animada plática con nosotras. Es alegre, le gusta reír y bromear. Yo me dejo llevar por la hilaridad general, tal es la comicidad de que hace gala al contar sus desventuras de hombre con premura o de deportista audaz. Cambia continuamente de registro, pasando de un tono ligero a la gravedad, encontrando incluso expresiones poéticas para evocar las islas bretonas, junto a las que le agrada barloventear como aficionado. Con humor suficiente para evitar la maldad, le comunica a Catherine noticias de sus amigos comunes y esboza una irresistible galería de retratos. Catherine ha encontrado al fin un interlocutor de su talla y le devuelve las andanadas con deleite. Él aprovecha la ocasión para hacerse el célibe inveterado, el implacable misógino. La velada adquiere un ritmo endiablado. Su viva mirada lo registra, lo sopesa y lo juzga todo. La siento por momentos fija en mí, inquisitiva y penetrante. Descubro de cerca su rostro inteligente, de una extremada movilidad bajo los rebeldes cabellos, que se echa hacia atrás con mano nerviosa. Le escucho. Me siento feliz, y no siento la necesidad de hablar.

La velada termina cuando él pone sobre mi mano la suya, firme y tranquilizadora, para reforzar sus palabras, casi en un aparte:

—Es algo raro y precioso encontrar a una mujer que calla, sin tener un aspecto ausente o aburrido. ¿Me permite que la llame Sarah? Me agradaría mucho conversar con usted. Tiene los ojos tristes y la sonrisa alegre. Tendrá que explicarme esto. ¡Hasta mañana!

Una vez en mi habitación, me sorprende encontrar cada cosa en su sitio, cuando todo ha cambiado. Me acuesto, pero no tengo el menor deseo de dormir. Pienso horrorizada que no le he podido responder de otro modo que con un movimiento de cabeza, que él ha tenido que tomar por un asentimiento. ¿Qué va a pensar de mí? ¿Qué va a imaginarse? ¿Por qué este hombre me turba de este modo? La edad de los sueños, de las esperanzas insensatas, ha pasado ya para mí. Imposible. Las palabras de Rebecca me obsesionan. ¿Qué buscas a tu edad? Verdaderamente, nada. Yo no busco nada. Es un sueño muy antiguo el que ha venido a visitarme. Está un poco difuminado, tembloroso como la secuencia final de un filme muy viejo, y yo quisiera retener la imagen. La realidad no puede hacer otra cosa que decepcionarme. Entretanto, me trastorna. Esta noche muerdo mi almohada como si tuviera quince años; porque he hallado un rostro que se parece al que frecuentemente he acariciado en sueños, porque él se alza en mi camino, inaccesible y más cercano que nunca. Demasiado tarde. Pero también es demasiado tarde para negar mi emoción. Jamás había sentido nada tan pujante. Hace dos horas el mundo era distinto, y yo..., yo era también distinta. Me debato contra una impresión tan dulce que se convierte en sufrimiento. Detesto la vida por haber marcado mi rostro y mi cuerpo, dejándome al mismo tiempo un corazón intacto. Esto es demasiado injusto. ¡Por lo menos, que él no sospeche nada!

Me duermo pensando que estoy loca, completamente loca. Me he cruzado con este hombre en un encuentro al azar, nada más. Sólo que, por su causa, el color de las cosas ha cambiado, y, esta noche, me duermo inquieta y violentamente dichosa, tratándome de loca.

Al día siguiente, todo me parece mucho más sencillo. No es éste el momento de tener tales estados de ánimo. Que pase lo que tenga que pasar, que, probablemente, no será nada. Creo que me puedo permitir abandonarme al simple placer de encontrarle de nuevo, sin ceder por ello en mi natural reserva. Mi reacción me tranquiliza esta mañana en las mismas proporciones que anoche me llenaba de pánico. Me siento mujer, orgullosamente, plenamente mujer.

Esta mañana ha clareado un poco el tiempo en Quiberon. Encuentro esto completamente natural y lo aprovecho para ir a respirar y correr a lo largo de la playa. Me siento presa de una chispeante alegría. Paso la jornada sin darme cuenta, hasta que llega la hora de prepararme para el cóctel, el cual es un rito regular que estas últimas semanas representaba para mí un sacrificio. Pero esta noche tengo ganas de embellecerme, de ponerme un vestido que nadie haya visto aquí hasta ahora. Me pongo una máscara de belleza y me relajo. Es pronto todavía para vestirme.

Suena el teléfono. Una llamada de Milán. Desde las primeras palabras, Alessandro me dice:

—¿Pero qué es lo que te pasa hoy? Tienes una voz muy extraña. ¿Me oyes, Sarah?

Le contesto que no me pasa nada, que, simplemente, estoy completamente tranquila. El día ha sido bueno, y la velada se anuncia buena también.

—Y yo que me creía que Quiberon te habría decepcionado, que ibas a confesarme tu aburrimiento, que tendrías ganas de regresar, de encontrarte de nuevo con tus hijos, en casa. ¿No irás a decirme otra vez que no? Aquí todo está dispuesto.

Le interrumpo. Esta noche, está muy lejos de mí.

—Alessandro, no lo comprendes. Ahora no puedo volver. Aunque me aburriese, aunque me resultara duro, no podría hacerlo. Es preciso que me des tiempo. Sabes muy bien la importancia que tiene para mí esta tercera operación. Debo prepararme para ella. Es demasiado pronto todavía para tomar una decisión. Trata de comprenderlo y déjame tranquila, te lo ruego.

Cuelgo el auricular y me olvido de todo. Milán, mi marido, mis hijos y el pasado se alejan. Mi ternura por ellos, caso de ceder a ella, me encerraría en una glacial esfera dorada. En cuanto estuvieran persuadidos de que no iba a escapar de sus manos, dejarían de preocuparse de mí. Aquí me pertenezco, puedo escoger entre la soledad y la compañía, puedo modificar mis elecciones sin tener que rendir cuentas a nadie. Estoy segura de no equivocarme. Me encuentro sola, aligerada del peso insostenible del pasado, dispuesta a decidir acerca de mi vida, empezando por el empleo de mi tiempo.

Me visto y bajo para el cóctel. Christian está allí. Le distingo, por su alta estatura, entre los asistentes. Su sola presencia me conmociona más de lo que yo quisiera. Le rodea mucha gente, y no trato de dominarme para no acercarme a él. Me siento más aislada aún que los otros días, pues ello ya no me es indiferente. Nada ha cambiado empero. La que ha cambiado he sido yo. Ha bastado para ello una ínfima muestra de atención, cuya discreción, como homenaje natural, me restituía a mi sitio de mujer con todos los atributos en el reparto de los papeles. Me siento invadida por una oleada de sentimientos que creía haber rechazado para siempre. Mi debilidad me parece deliciosa, porque estoy segura de poder dominarla llegado el momento. Ser solicitada me devuelve el placer del juego, un placer prohibido, un ascendiente perdido, la esencia misma de mi feminidad. Esta noche quiero defenderme de él por el recobrado orgullo de decirme que tengo alguna razón para defenderme. La que ha cambiado ha sido yo, claro está. De no ser por esto, todo sigue como ayer.

—¡Buenas noches, Sarah! ¡Siempre pensativa! ¿Está usted continuamente en la luna? —pregunta detrás de mí su voz bien timbrada, ligeramente irónica.

Me vuelvo vivamente y le replico con una andanada:

—¿Y usted? ¿Será usted por casualidad el marqués de Carabás? En el centro han estado todo el día murmurando que Christian Kervanoël había vuelto, sin que nadie pudiera jactarse de haberse cruzado con él antes de la noche.

Proseguimos nuestra conversación en este tono discretamente impertinente. Una cosa que no representa peligro alguno y me colma de alborozo. Hace mucho tiempo que no bromeo tan a gusto. Bajo la banalidad y jocosidad de las palabras, se trasluce una sincera y recíproca simpatía. Al menos así es como yo defino nuestro sentimiento. Una Sarah olvidada, juvenil, despierta esta noche, un poco admirativa, sumamente sorprendida, ligeramente inquieta también, y no sin motivo.

Christian me ofrece una copa de champán, e involuntariamente o no, sé que su mano roza levemente mi pecho. Se inclina hacia mí y murmura a mi oído:

—¡Qué dulce debe ser tu seno!

Al instante, el techo parece caerme encima. Quedo sofocada, toda mi seguridad ha desaparecido. ¿Ha dicho verdaderamente esto? Está loco. No puedo dar crédito a mis oídos. Habré oído mal. ¿Cómo puede haber dicho semejante cosa a alguien a quien apenas conoce? Aquello me parece una broma de pésimo gusto. Horriblemente mortificada, hago un notable esfuerzo para conservar la debida compostura. No le contesto nada. Aprovechando el momento en que uno de sus amigos le acapara, autoritario, desviando su atención, me eclipso silenciosamente.

Estoy muy enfadada, lo ha echado todo a perder. Casi preferiría que se hubiese burlado de mí a conciencia. Sobre todo, estoy furiosa conmigo misma. Mi comportamiento le habrá parecido sin duda equívoco. La embriaguez de mi flamante libertad me ha hecho perder toda prudencia. ¡Aquí tienes! ¡Para que aprenda a jugar con fuego! Sólo que esto no es ningún juego. ¿Por qué ha tenido que hablar de mi seno? Con cuatro palabras me ha devuelto bruscamente a la realidad de mi cuerpo mutilado. ¿Qué diabólica inspiración le ha empujado a hablar precisamente de esto? Yo no creo en el azar. Mencionar mi seno era mencionar mi problema. Mi cáncer de mama ha provocado la ruptura con mi pasado. Cuanto me está sucediendo es por su causa. Sin saberlo, Christian ha subrayado cruelmente lo que no existe ya, lo que he perdido, e incluso lo que nunca ha existido. No obstante, me ofrece un inaudito consuelo: me ha mirado como a una mujer deseable. Tiemblo todavía al pensarlo. Me había dejado llevar por el jueguecito de la seducción ficticia, verdaderamente persuadida de que estaba fuera de peligro. No había pensado en absoluto que mi estado de ánimo fuera compartido. Y aún menos en mostrarlo en absoluto. Ese estado de ánimo sólo me concierne a mí, me tranquiliza, contribuye a mi repentino florecimiento. No quiero hablar de ello. Bajo esa mirada impúdica, veo claramente mi locura. Debe decir lo mismo a todas las mujeres que quiere seducir. No voy a caer en esa situación ridícula. Consciente de su encanto, me provoca a sabiendas. No sé a ciencia cierta si la enormidad de su torpeza ha sido calculada o si trata simplemente de convencerse de su poder respecto a las mujeres. Porque, a despecho de su prestancia, tampoco él tiene ya nada de joven. Me gustaría mucho saber, por ejemplo, por qué me ha elegido a mí para decirme estas cosas, entre otras más jóvenes y lozanas, que frecuentan estos lugares. Esta insidiosa pregunta me irrita como una adivinanza sin respuesta.

Creía mi vida terminada, definitivamente, respecto a lo que no había vivido, a lo que no conocería nunca. Sus crudas palabras son una trampa espantosa y tentadora: su deseo me devuelve mi cuerpo, con todas sus frustraciones y sus esperas. Aunque sea engañosa, su frasecita me toca el punto sensible. Siempre he tenido la impresión de que mi cuerpo se vengaba, a través del cáncer, de haber sido tan obstinadamente negado, tan absurdamente descuidado. Al término de su rebelión, es normal que me imponga su violenta ley, sus deseos, su sensualidad. Desconozco en absoluto las señales que inconscientemente puedo dar de ello, en medio del desorden en que me encuentro. Sólo hay una solución: el repliegue. Prudentemente, voy a encerrar mi cuerpo, como si se tratara de un aparato explosivo, cuyo mecanismo desconociera de pronto. El despertar es brutal. Mi seno nunca había sido dulce para nadie. Eso es una ilusión grotesca. Sólo Alessandro hubiera podido decirme algo sobre ello. Pero se ha guardado mucho de hacerlo. Él sólo vería en ello una escandalosa incongruencia, indigna del respeto debido a una esposa legítima. Chistosa a despecho de todo, me confieso que, si ha sido preciso esperar a la edad en que el respeto es de rigor para tener noticias de mi cuerpo, no me disgustaría que me empujaran un poco. Pero, de momento, me cuesta mucho rehacerme de ello. Christian ha desbaratado con excesiva viveza un equilibrio todavía frágil. La idea que se hace él, por falsa que sea, no por ello me devuelve mi cuerpo intacto, y al mismo tiempo me arrebata toda esperanza de poder engañar más adelante con las apariencias.

La velada ha terminado para mí. Ya no me interesa. Vuelta a mi habitación, me desnudo delante del espejo y miro mi pecho. ¡Si Christian supiera lo feo que es, si supiera hasta qué punto me ha destruido mi enfermedad! Mi orgullo sale ganando. Después de todo, él no sabe nada, y no lo verá. Tampoco lo verá diferente mañana, si lo mira todavía. Atribuirá mi reacción a un pudor anticuado. ¡Qué importa! Prefiero ser para él ridícula que fea. Más adelante todo será posible, si no abandono la liza: bruscamente, decido que, cueste lo que cueste, tengo que tratar de convencer a un cirujano para que intente esa tercera operación. Sólo la cirugía estética podrá devolverme a mí misma.

Ahora, es para mí extremadamente urgente saber si mi seno puede llegar a ser tan dulce como alguien cree adivinar. No es que quiera saberlo a causa de Christian o de cualquier otro hombre. No. Es importante para mí misma. La simple eventualidad de oír decir que soy deseable, sintiendo que verdaderamente lo soy, me bastará. Esta noche encontraba en mí la elegancia de una mentira, un espejismo de mujer, enternecedora, quizás, en la madurez de su belleza, pero sin otra consistencia que el sufrimiento bajo la sedosa tela de su vestido. Quiero poder decirme a mí misma que es verdad. Quiero poder elegir, en vez de tener que huir vergonzosamente como hace un rato.

Sigo siendo Sarah, la mujer honesta, la mujer fiel, y no reniego en absoluto de toda una vida de entera rectitud. Nunca me he sentido orgullosa de mi virtuosa conducta, pues sabía muy bien que sólo se debía a una inmensa indiferencia por todo. Había olvidado que era una mujer, y me doy cuenta de ello demasiado tarde. Es curioso que esta crisis de independencia, en la que pretendo usurpar las prerrogativas masculinas, se corresponde, en mi caso, con una explosión de feminidad sin precedentes. Añoro esta noche a la mujer que hubiera podido ser. Ella me hubiese agradado verdaderamente, y yo habría podido desear que ella gustara. A causa de este tremendo fallo, debo dominar lo que puedo llegar a ser, antes de cegarme por completo. No cederé ya ni una sola pulgada. Creo que voy a realizar un gran capricho, haciendo que me modelen un busto a gusto mío. Siento que tengo pleno derecho a hacerlo.

Sigo desconcertada por el impacto que ha tenido en mí esa frasecita de un perfecto desconocido. Hizo irrupción en mi vida anteayer, y ya ha tenido tiempo de desbaratar con tres frases todas mis certidumbres. Este hombre encarna milagrosamente los sueños de mi adolescencia y los de mi madurez, despertando a una Sarah adormecida cuya pasión me espanta. He de reconocer que su presencia me turba inexplicablemente. Pero no es mi costumbre rendirme ante las palabras, y me quedaré donde estoy. No me fío en absoluto de mis inesperados arrebatos. Empiezo a adivinar de qué soy capaz. Lo peor es que esto podría llegar a divertirme. ¡Sabe Dios a dónde voy a llegar, si dejo que mis quimeras retocen en la realidad! El hecho es que diría que estoy enamorada..., si supiera lo que es eso.

Mi sueño hubiera sido tener una hija, cómplice y confidente; habríamos podido analizar minuciosamente lo que siento; yo se lo hubiera descrito. Ella me habría hecho las preguntas indiscretas y precisas que suelen hacer las hijas de hoy en día, y su tierna lucidez hubiera sabido respaldarme, sin juzgarme ni tratar de darme consejos. Porque, a fin de cuentas, mis razonables aprensiones de mujer irrazonable me parecen cómicas a más no poder.

Tengo buen aspecto esta noche, compartida entre las lecciones amargas que me brinda mi espejo y el más irresistible impulso de mi vida. Mi cáncer me ha convertido en aprendiza de hechicero. Hay algo que grita en mí a pleno pulmón. Esta historia no puede ser la mía. Imposible volver a empezar desde cero. La vida me ha probado ampliamente que los sueños no están hechos para convertirse en realidades. No obstante, esta noche, yo vendería gustosamente mi alma a Mefistófeles a cambio de recobrar mis veinte años. Envejecer..., ¿será acaso no tener ya la fuerza de voluntad necesaria para vencer las dudas? Mi imaginación me ha hecho una extraña jugarreta. Es urgente que vuelva a asentar los pies en el suelo, que tome distancia, que mantenga a toda costa este sentimiento fulminante dentro de sus justos límites. ¡Me quemo en él con sólo rozarlo con el pensamiento! ¡Qué sería entonces de mí en caso de ceder a él! Bastantes problemas tengo ya que resolver... Vale más no volver a verlo, aunque tenga que alejarme. Los somníferos se encargan de remplazar a las quimeras, y me duermo con esta hermosa resolución, cuyo buen juicio me sosiega, sin llegar empero a entristecerme.

Por fortuna, los días siguientes, Christian parece haberse evaporado. Esto me libra de que me haga preguntas, tomándome por una heroína corneliana. Conservo de ello la deliciosa impresión de que la vida es a veces un sueño turbador. Haber entrevisto el otro lado del espejo es para mí suficiente. Con mis maneras abruptas y mi exagerada sed de verdad, lo habría roto todo irremediablemente. Yo no estoy hecha para las historias a medias tintas. Pero me ha gustado conocer ese miedo. Tras haber roto con mi insípida existencia, he cobrado verdadera ansia de vivir: consciente de haberlo decidido demasiado tarde, no quiero hacer ascos a mi placer, retrasarme a riesgo de perderme. Me contento, pues, con satisfacciones simples, con sueños asequibles, con proyectos realizables.

Entregada enteramente a mi cura, cuyo fin se aproxima, consigo no pensar demasiado en ella. De modo que me pilla completamente desprevenida al abordarme alegremente en el vestíbulo, tuteándome como si fuésemos viejos amigos. Más seductor que nunca con su traje deportivo blanco, imperiosos los ojos grises y mojados sus cabellos por su *jogging* matinal, se dirige gentilmente a mí:

—¡Buenos días, Sarah! Desapareciste tan rápidamente la otra noche que ni siquiera tuve tiempo de decirte que me marchaba al día siguiente, porque mi madre reclamaba mi presencia. Estuvo enferma hace algunos meses y le cuesta mucho reponerse. ¿Sabes que le he dicho que he encontrado a una mujer tan bravía y obstinada como ella?

Continúa hablándome de su madre, con la que está muy unido. Le consagra una ferviente ternura, idéntica a la que me vinculaba a mí con mi padre. Le escucho. Mi mente ha quedado completamente en blanco. Plantada en medio del vestíbulo, me siento tan aislada como si estuviera en una isla desierta. Este hombre tiene verdaderamente unas intuiciones demoníacas. Heme aquí desarmada, y pienso que nosotros dos nunca, decididamente nunca, tendremos una conversación anodina. Me siento incapaz de rechazarle fríamente. Por otra parte, en la situación en que me encuentro, sería lo bastante incompresinble como para que él viera en ello una confesión. Después de todo, ahora sabe ya a qué atenerse. Yo puedo hacerme fuerte en mis posiciones de mujer honesta y dejarme llevar por la dulzura del instante. Impulsada por esta felicidad secreta, acepto con placer cenar con él, en compañía de Catherine.

Mi amiga parece encontrar perfectamente normal que yo haya sucumbido al encanto de Christian. Lo que la hubiera sorprendido habría sido lo contrario. Ella no le concede a esto la menor importancia. Cenamos alegremente, charlamos de deportes y de barcos. Christian habla mucho y con soltura de su Bretaña natal. Nos habla de Saint-Malo, la ciudad corsaria, muy dañada durante la Segunda Guerra Mundial, pero reconstruida con sus grandes casas tradicionales, cuyos tejados se alzan por encima de las murallas.

Insensiblemente, se pone a hablar de sí mismo, de su vida. Una vida de trabajo solitario tempranamente iniciada, a la muerte de su padre, cuando tenía catorce años. Las dificultades compartidas, como primogénito, con su madre les unieron sólidamente. Su boda se saldó con un divorcio, y nos habla con un abandono, que adivino sorprende a Catherine, de lo que lamenta no haber tenido ningún hijo. Ella se vuelve hacia mí y me dice que nunca le había contado tantas cosas.

Le pregunto si conoce Italia. Ahora me toca a mí quedarme estupefacta. Había participado en la batalla de Monte Cassino, en 1944. Formaba parte del cuerpo expedicionario del ejército de liberación americano. Nos cuenta humorísticamente que tenía entonces veinte años y no estaba muy lejos de sentirse el Fabricio del Dongo de la *Cartuja de Parma.* Permaneció luego un año en Roma, y viajó por toda Italia, estuvo particularmente en Milán, por sus negocios. Yo, que le creía más joven que yo, bastante más joven, calculo que vendremos a tener poco más o menos la misma edad.

Distraída, no le había oído que me preguntaba cómo una milanesa podía haber encallado en pleno invierno entre los fríos bretones. Catherine, preocupada de que no se le fuera de las manos la conversación, ha contestado por mí:

—¡Pues, a causa de su cáncer, claro! ¿Cómo? ¿Acaso no le ha dicho que tuvo un cáncer de mama y que se vino completamente sola a París para hacerse operar? E hizo muy bien.

La alocada de Catherine se pone a hablar de todos los cánceres habidos y por haber, y de sus respectivos tratamientos. Me siento tontamente humillada y sumamente desdichada. Me he dado perfecta cuenta de su crispación. Él ha dejado de hablar, completamente estupefacto, como diciendo: «¿Cómo, tú has tenido un cáncer?»

Catherine ensalza mi valor, mi determinación, comenta las sombrías horas de depresión en que me conoció. Pero él no la escucha y espera que hable yo. Debo hablar. Voy derecha al grano, con la mayor calma del mundo, sin detalles inútiles:

—Sí, he tenido un cáncer de mama, he sido operada en París y paso mi larga convalecencia en Quiberon. En el fondo, esto es tan sencillo como la vida y la muerte. No me ha pasado nada de particular. Puede decirse que he muerto y he resucitado.

Él tiene ahora un aspecto grave. Su donosura se ha evaporado, no dice nada. Nos levantamos de la mesa. Pensativo, me responde, marcando bien las palabras:

—Uno de mis amigos murió de cáncer de garganta. Se dieron cuenta demasiado tarde. Me agrada mucho cómo hablas de ello. Creo de verdad que te curarás del todo. El cáncer de mama es un poco diferente de los demás. Te enviaré un libro que lo explica mucho más claramente de lo que yo pudiera hacerlo. Sólo está en juego la enfermedad. Sólo existe la idea que uno se hace. Te encuentro sorprendente, Sarah. Estoy seguro de que saldrás con bien.

Trastornada, incapaz de oír nada más, balbuceo que estoy esperando una conferencia a las diez, y prefiero retirarme. Un poco más tarde, aferrada a mi pluma, trato de poner de nuevo en orden los jirones de mis buenas razones, que están en completo desorden. Trabajo perdido, Christian tiene ahora en su poder las piezas esenciales, y se marcha mañana. No queda ninguna esperanza. Maldigo mi torpeza, a pesar de saber muy bien que no podía hacer otra cosa.

Llaman a la puerta. Entra Christian y, sin darme tiempo a hablar, me dice en voz muy baja y con aspecto desdichado:

—Sarah, mañana me voy. Por eso me he permitido llamar a tu puerta. No podíamos separarnos así. No quisiera que me guardaras rencor por lo que te dije la otra noche. Soy un asno, con albarda y todo, pero era sincero. Luego he comprendido que has debido sufrir mucho.

Estoy conmovida, enteramente dichosa por esta felicidad imprevista que se me ofrece. Creo que estamos muy ridículos los dos en este momento, exaltados como dos enamorados de novela. Y se lo digo. Él me contesta con sencillez:

—Sarah, siento deseos de cogerte en mis brazos y quedarme así contigo toda la noche.

Como él espera, le contesto que no. Todo está perfectamente claro entre nosotros. Es un no a causa de mi pasado, a causa de mi padre y de su madre, de lo que ellos nos han enseñado, porque yo soy una mujer incorregiblemente honesta, o idiota, o loca, o todo lo que se pueda imaginar.

Tras haber dicho que no, añado de un tirón:

—Sabes, Christain, no me han extirpado el seno. Quería que tú lo supieras. No estoy mutilada. La próxima operación, si es posible hacerla, lo arreglará todo.

—Lo sabía. Nos volveremos a ver después de esa tercera operación, para que no vuelvas a decirme que no, si así lo deseas. Esto es una promesa: te esperaré para llevarte a mi isla, donde todo está sereno. Tú harás lo que quieras, pero yo tengo ganas de enseñarte mi isla.

Esto es todo. Se ha marchado. En el exterior, la tempestad está en pleno apogeo, como en los melodramas malos, completamente acorde con mi estado de ánimo. Una marejada alta podría muy bien arrasarlo todo dentro de un instante. Lo mismo me da. No es el momento adecuado para preguntarme si he hecho mal o bien, mal por dejar escapar mi última probabilidad de ser dichosa en los brazos de un hombre, mal por no haber respondido a mi deseo y al suyo; y bien por no haberle decepcionado en la imagen que él se había forjado de mí, bien por no equivocarme acerca de la gravedad de esa decisión prematura, acerca de sus íntimas consecuencias. No he elegido: esto era más fuerte que yo. Así es, y así está bien.

Su promesa representa infinitamente más de lo que jamás me hubiera atrevido a esperar de la vida. Es una magnífica razón para batirme, a pesar de mi falta de ilusiones acerca del desenlace de todo esto. No busco en absoluto anticipar el porvenir. En algún sitio lejano, en una isla, hay un hombre que piensa en mí como en una mujer deseable y espera que yo vuelva algún día a su lado. Él me ha dado su isla como un chiquillo que os tiende un guijarro porque es bonito y está inmóvil. La travesía que me espera es todavía larga, pero puedo orientar hacia ella mis esperanzas. Christian ha comprendido muy bien que, siendo como soy, me resultará bastante más fácil tratar de llegar a una isla que a un hombre. Y la esperanza sería justamente este temor a no poder llegar a ella. Pase lo que pase, esto está muy bien.

Voy a tratar de conservar en mí esta impresión maravillosa de infinita dulzura, de convertirla en un recuerdo cálido, como una diminuta bolita de pieles sobre la que podré cerrar la mano cuando todo me parezca nuevamente hostil.

VIII

Tras la tempestad de los últimos días, ha llegado al fin la calma; un pálido sol brilla en el cielo, de un azul desvaído. El invierno bretón nos concede una tregua venturosa. Me conmueve lo precario de esta pausa de los elementos, cuya armonía está tan amenazada como mi propia remisión entre dos embestidas, de esperanza y de depresión... Los volcanes tienen también estas calmas ilusorias, en las que se callan y recobran el aliento antes de la siguiente erupción, que será más violenta. Me siento extremadamente frágil, embarcada en una aventura, cuya verdadera salida será un conocimiento profundizado de mí misma. El océano cabrillea juciosamente al impulso de la fresca brisa. El paisaje tiene un aspecto completamente nuevo.

Me siento dichosa al encontrarme sola para hacer un paréntesis y reflexionar sobre las sorprendentes metamorfosis de una Sarah enteramente nueva también. Su vulnerabilidad es la de los jóvenes brotes, demasiado precoces, amenazados por el hielo. ¿Por qué habré tenido que esperar tanto tiempo esta iniciación? El verdor de este amor improvisado me asombra. ¿Una suerte inesperada? ¿Un riesgo suplementario? Poco importa. No ha dejado aún de maravillarme. Encuentro mil razones para desviar el curso de mis pensamientos, con objeto de experimentar nuevamente el pequeño choque insólito de sentirme enamorada.

El cáncer me ha hecho salir de mi apatía. No tengo el menor miedo a la muerte, ya que mi padre me ha precedido. La suya me sublevó. La mía me deja indiferente. No había previsto que, agazapada en mí con una realidad casi palpable, existía un ansia tan fuerte de vivir. Cada día que pasa es una formidable moratoria. No quiero desperdiciar ni un solo minuto de mi vida. Por otra parte, en ese extraño juego del ganapierde que es la vida, ¿acaso sabe una exactamente dónde se halla? En adelante, voy a luchar para ver si hace honor a sus tardías promesas, ahora que creo en ellas.

Esta última etapa ha purificado todos mis pesares, todas mis aprensiones, ha borrado mis lamentables fracasos, la indiferencia, el miedo, el sufrimiento. El telón de mi psicodrama íntimo puede caer sobre el amor. ¡La divina sorpresa! En el momento mismo en que creía saberlo todo de mi vida, la propia muerte intriga para que ansíe conocerla mejor. El tiempo puede ser limitado. Pero, ya que dispongo todavía de alguno cuando lo creía ya agotado, quiero gastarlo a manos llenas. La inopinada irrupción de Christian en mi vida ha puesto fin al orden caótico de los sufrimientos solitarios de mi cuerpo y de mi corazón. Este amor está marcado por la soledad, este amor improbable, del que no podré hablarle jamás. Cuando me fui de Milán, luchaba para morir en medio de la paz de una soledad digna. Hallaría ahora una inmensa dulzura al morir en una soledad amorosa, luchando por encarnar en mi cuerpo la mujer en que me he convertido mentalmente. El camino así recorrido es una inesperada, una prodigiosa curva de felicidad.

Mi cura está casi terminada. El centro prepara su cercano cierre para el día siguiente al de Año Nuevo, en medio de una actividad discreta, pero febril. Los últimos clientes asiduos de esta temporada invernal de talasoterapia viven apaciblemente, al ritmo de la alternancia de los cuidados y de las comidas. La atmósfera, sin ser triste, es de una quietud completamente monacal. El tiempo parece haberse inmovilizado, haciendo más fácil mi espera. El instante es como una burbuja de bienestar, y yo me concentro en lo esencial. El futuro se difumina. Me quedo largos ratos sentada frente al océano inmutable y movedizo, hipnotizada por el infinito. Allí, cada cosa recobra sus justas proporciones, su valor exacto, sobre la tenue línea que divide la vida y la muerte, en la que suspendo mi contemplación. Porque el infinito me espera al término de este descanso.

Parece que siempre tengo que ser pillada de improviso por los símbolos. Ser grave y pensativa no ha impedido que mi incorregible y molesto alocamiento se manifestara intempestivamente. Una sensación de vida en la mano izquierda me ha hecho erguirme, sobresaltada, en el sillón en que estaba arrellanada después de comer. El motivo ha sido un acto frustrado: mi anillo de prometida ha desaparecido de mi dedo anular. Inmediatamente, me pongo como loca.

Esta joya tiene un valor inestimable. Además, en los momentos más críticos, ante las mayores dificultades materiales, Alessandro nunca ha querido tocarlo. Era algo así como nuestro capital de felicidad. Al correr los tiempos se había convertido en una especie de talismán. Para mí, representaba la prueba de que mi vida no había sido un fracaso total. Ella testimoniaba que, al menos fugazmente, Alessandro y yo habíamos sabido compartir una esperanza. Aquellos años oscuros y laboriosos son, por otra parte, los que dejaron en mí un recuerdo mejor. Entonces me animaba una fe extraordinaria en la vida. Me sentía capaz de vencer las reticencias de Alessandro, creía ingenuamente que estaríamos más cerca uno del otro con el tiempo, que él aprendería a quererme como yo deseaba ser querida. Cada vez que él rehusaba vender este anillo, cuyo valor nos hubiera sacado momentáneamente de apuros, yo veía una nueva probabilidad, una nueva razón para esperar. Sé que, por lo menos, no estaba equivocada acerca de la importancia que tenía. Alessandro también lo creía. ¡Y he aquí que ésta es, precisamente, la joya que acabo de perder!

He pasado toda la tarde buscando mi anillo, movilizando a todos, revolviéndolo todo, explorando los más pequeños rincones de mi habitación, del centro, incluso el camino a lo largo de la playa. No ha habido manera de encontrar la joya.

He acabado por aceptarlo. El anillo había podido resbalar del dedo durante mi paseo, al lavarme las manos, ¡yo qué sé! Mis dedos, adelgazados, lo habrían dejado escapar. Lanzando pestes contra mi estúpida torpeza y sinceramente desdichada, he vuelto a mi habitación. Tendré que decírselo a Alessandro. Pienso melancólicamente en las promesas que me hiciera la víspera de nuestros esponsales, en un tono grave y conmovido que me impresionó mucho, mientras me ponía la sortija en el dedo. Un destino irónico y estúpido ha querido que la perdiera en el momento de recobrar mi libertad, que rompiera con aquellas promesas, tan mal cumplidas, de un amor siempre alerta, en el que en aquel entonces quería yo creer con todo mi corazón, tan poco seguro. He esperado demasiado de Alessandro. Él no podía comprender el inmenso deseo de ser amada que ardía en mí. Durante largo tiempo, fui yo la que más locamente amaba de los dos. Con una incoherencia y una tenacidad inconcebibles, esperaba un milagro. En el fondo, yo no he cambiado. He esperado mucho tiempo. Demasiado. Casi hasta morir por ello. Ahora es Alessandro el que espera, y yo la que le decepciono. Su amor juicioso y mesurado ha comprobado la falta intolerable causada por mi partida. Él ha perdido su objeto. Yo, por mi parte, he perdido su sortija.

Él no puede ignorarlo. Yo honraré plenamente mi reputación de atolondrada y me haré acreedora de amonestaciones sabiamente dosificadas. Pues bien, me siento triste, pero no contrita. Debo decirle la verdad, porque en tiempos fuimos los dos los que compartimos el gozo de este simbólico regalo. Yo soportaría mal que Alessandro viese en ello una confesión o el juramento, al fin renovado, de mi sumisión a su autoridad. ¡Tiene tan a menudo la tendencia a confundirlo todo! He cogido el auricular como si tuviera que anunciarle la desaparición de un vínculo entre nosotros, lo cual no está tan mal que digamos. Su voz parece lejana, venida de ese otro mundo al que yo perteneciera antaño. Mi malestar se acrece desde las primeras palabras. ¡Mis temores no eran vanos!

—Eso no es nada, Sarah. Cálmate. Verás, te voy a hacer una reproducción exacta de tu anillo. La tendrás para tu regreso.

El calor de esta reacción inesperada me pone en el suplicio. Alesandro es un diplomático sutil. Prefiere consolarme de mi irreflexión y de sus consecuencias. Yo no le he pedido nada, pero él, por su parte, no va a tardar mucho en expresar claramente su petición. Y lo peor es que es sincero. Su generosidad es completamente real. Mas no puede dejar de servirse de ella. Él concibe las relaciones entre los seres humanos como un complejo enfrentamiento de fuerzas antagónicas que hay que dominar. Generosamente, se atribuye asimismo el papel de bueno. Su increíble mansedumbre es el preludio de un ataque en toda regla a su principal objetivo.

—Lo puedo remplazar muy pronto, ya lo sabes. Tendrás la impresión de encontrarlo, como si te lo hubieras dejado olvidado en casa. ¿Valverás a Milán después de fin de mes? Necesito verte de nuevo. La casa está vacía.

Me encuentro de nuevo lamentablemente arrinconada a mis contradicciones, y mis remordimientos vuelven a despertarse. Alessandro tiene el don de devolverme una imagen de mí misma lastimada por la autoridad de sus razonamientos o el paternalismo de su consuelo. No disimula su satisfacción. Por fin tiene un medio imparable de probarme ante todos la fuerza de su amor, arrepentido de los pasados errores. En su firme voluntad de ver cómo las cosas vuelven a su sitio justo, esta sortija es la ocasión propicia para una vuelta atrás inesperada ¡él reitera nada menos que sus promesas de boda! Lástima que yo no lo pueda ya creer. Sé demasiado bien que el precio que tendría que pagar por ello sería demasiado pesado, exorbitante. No, no lo pagaré dos veces en mi vida. ¡Digamos que su seguridad, su consideración, su propio amor, están definitivamente por encima de mis recursos!

La voluntad que él despliega me agota literalmente. No sé ya qué lenguaje utilizar para convencerle de la imposibilidad presente de esa vuelta atrás. Ni hablar siquiera de ello. Ceder ahora sería una especie de acto suicida. Como quiera que fuese, no sería en absoluto una Sarah igual la que volvería a su casa. Él no la reconocería ya, y, sin duda, sería incapaz de soportarla. Alessandro comete el error de contar con un remordimiento que yo no siento en absoluto. No le he traicionado. Sencillamente, he decidido no engañarme ya más a mí misma. Esto se ha convertido en una cuestión de vida o muerte. Yo, por mi parte, sé muy bien que no podré escapar de él tan fácilmente. La distancia, a despecho de lo que él cree, nada tiene que ver con ello. Pero, si él no lo ha notado, no voy a ser yo precisamente quien se lo diga.

Lo cierto es que se las ha apañado bien. Me remorderá inevitablemente la conciencia al rechazar semejante ofrecimiento. Esta sustitución de los anillos caracteriza bien nuestras relaciones. Ella me sorprende como una insigne debilidad, una incurable torpeza. Nos hemos engañado con enternecedora aplicación en lo tocante a nuestra vida de pareja. Nuestros símbolos son falsos, desde el momento en que son intercambiables. Esta sortija debería haber sido irremplazable, y yo tendría que sentirme inconsolable por su pérdida. Ella representaba el valor inestimable de mis ilusiones perdidas. La que debe remplazarla significará la ruina de las ilusiones de Alessandro. ¡Vaya embrollo! Todo cuanto nos hemos dado el uno al otro en la vida ha necesitado también un trujamán: mi padre, el trabajo, los hijos, y ahora, esa sortija. Y no ha sido por falta de buena voluntad. Nosotros dos hemos vivido en las orillas opuestas de un río infranqueable, haciéndonos mutuamente grandes señales. No hay nada sorprendente en el hecho de que nos hayamos perdido de vista. Por mucho que yo me rebelara a grandes gritos, mi rebelión no había tenido eco alguno hasta ahora. Y ya es demasiado tarde para mí. Dos seres no sufren decididamente nunca al mismo tiempo, en el mismo momento.

Alessandro debe de sentirse tan solitario como yo, con la diferencia de que él está absolutamente seguro de no haberse equivocado nunca. Me inspira compasión, con su egoísmo ciego y su buena fe. Sentiría tenerle que causar algún daño.

Sin embargo, él se empeña en ignorar la gravedad de mis decisiones; mi determinación hasta parece reavivar su interés por mí; mi ausencia, hacerle más sensibles nuestros vínculos. No quiere oír nada. Renueva incansablemente su petición, utilizando todos los tonos posibles e imaginables para incitarme a volver. Estoy condenada a repetir siempre la misma escena, a darle la misma respuesta, sin esperanza de que esto se acabe. Nuestra vida conyugal es un teatro, en el que los actores se aburren mortalmente. Alessandro interpreta para mí una mala comedia, mientras yo..., yo estoy sumida en la tragedia de todo ser que se enfrenta con su muerte.

Hoy, la aporreada heroína pide a gritos libertad. Ajena a este diálogo de sordos, le contesto llanamente. Este papel es el de una mujer que ya no existe. Mi voz resuena extrañamente neutra y despegada:

—No, regreso a París. Quiero llegar hasta el fin. Primero tengo que pasar la visita de control. Si todo va bien, quiero hacerme sin falta esa tercera operación. Si no, todo lo que he pasado no tendría sentido. Alessandro, lo de rehacer la sortija es una locura. Carece de sentido.

Alessandro no puede oír estas palabras. Él no puede tolerar semejante desenlace. Yo niego el valor ostentatorio de su gesto. Su demostración no se dirige solamente a mí. Este anillo tiene exactamente la misma signficación social que el primero: él informa a la buena sociedad, encastillada en sus tabúes y en su acompasada moralidad, que se olía ya el escándalo, de la realidad intangible de nuestros vínculos. Mi respuesta será oficial.

No sé cómo salir de esta mascarada. El incidente me deja un mortificante regusto de amargura. Me hallo ante una elección crucial. Será imposible conciliarlo todo, acomodar Alessandro con mi libertad. El cáncer ha sido la ocasión de una huida vertiginosa hacia delante, y yo ignoro a dónde me va a llevar. A veces, mis pensamientos me pesan como una montaña. Sola, refugiada en esta península en el fin de la Tierra, lastimada, arrancada de mis raíces y de mi familia, el desaliento me aprisiona. He de luchar contra mi deseo dc detenerlo todo, contra mis sentimientos estériles; después de todo, nuestra vida en común ha tenido también sus buenos momentos. Hemos hecho de nuestros hijos un hombre y una mujer cabales, que tienen ante ellos un futuro lleno de promesas. Mi vida no ha sido, pues, en el fondo, un fracaso tan estrepitoso. Además, yo misma, anclada en mis resentimientos, tampoco he sido muy tierna con Alessandro.

A pesar de todo, creo que no he hecho otra cosa que salvar las apariencias. El cáncer ha servido de catalizador, impidiéndome seguir engañando y haciendo intolerable el fracaso íntimo de mi vida de mujer. Tenía que marcharme. Creía que Alessandro podría comprender esta necesidad, que sabríamos vivir en buena inteligencia apartados uno del otro. ¡Habría sido todo tan sencillo de esta manera! Pero la sencillez, ahora me doy perfecta cuenta de ello, no es otra cosa que una sutil forma de complicación. La situación es muy complicada. De modo que tengo que deslindar las prioridades, sin preocuparme más de lo que no ha sido, de lo que habría podido ser o de lo que podría ser aún camino real de mis renuncias. La prioridad de las prioridades es esa tercera operación, es reconquistar mi cuerpo en la suprema lucha por su feminidad integral. Solamente después me sentiré capaz de elegir, y de asumir hasta el fin las alegrías y las amarguras de mis elecciones. He vivido demasiado tiempo de deseos y de sueños solamente. La realidad me tienta. La prueba me ha dado una osadía sorprendente, cuyos recursos estoy muy lejos de haber agotado por completo. Me parece que la vida me llama; ella me ha empujado, y yo he abierto los ojos. ¡Ni hablar de volverlos a cerrar! He descubierto su precio inestimable. Ella es un don que sólo se recibe una vez. Haber estado a punto de perderla y haberla conservado me da un extraordinario sentimiento de pujanza y de alegría. Además, yo robo cada día a la muerte una especie de tesoro de vida. Así que quisiera estrecharla con mis manos sin temor de hacer mal o de hacerme mal a mí misma. Entretanto, estoy encerrada en un círculo vicioso, y cada una de mis desesperadas carreras por salir de él me devuelve a mi punto de partida.

Hojeo las páginas de mi Diario; érase una vez una Sarah... Una hermosa historia de fracasada. Desde hace tres meses, mis cambios esbozan la sombra de una loca veleta, a merced de los caprichosos vientos, amenazada por la herrumbre, pero siguiendo sin parar sus giros apuntando a los cuatro puntos cardinales. ¡Me siento muy sola en mi campanario bretón! Danièle se ha ido a practicar los deportes de invierno, y Catherine, sabedora de mi interés por Christian, me guarda rencor por no haberla hecho partícipe de mis confidencias.

Pero los vientos de la suerte, decididamente, deben haber girado a mi favor; me veo salvada una vez más por el teléfono, lo mismo que el boxeador por el gong. Lisa, mi exuberante hermanita pequeña, está en París, para pasar allí las fiestas, y se propone venir a pasar un día conmigo. Antonella, nuestra amiga de Zurich de toda la vida, la acompaña en esta escapada. A Lisa jamás le ha gustado andar con hipocresías.

—Vale más que te diga inmediatamente que vengo con una embajada oficial. Ya adivinas lo que Alessandro ha podido encargarme que te diga. Está persuadido de que soy la única que puede convencerte para que vuelvas. No le he llevado la contraria. Yo tenía unas ganas endiabladas de venir a verte, y estoy siendo devorada por la curiosidad. Alessandro está persuadido de que tú has cambiado, que es inexplicable que le hagas frente... En pocas palabras: que te has vuelto loca. Me imagino, pues, que debes estar en trance de recobrar tu sano juicio, y no quisiera perdérmelo por nada del mundo. Antonella es de la misma opinión que yo, y henos aquí a las dos.

La noticia me colma de alegría. La idea de volver a ver a Antonella redobla mi placer. Ella es la fantasía y la alegría personificadas. Sus apreciaciones incisivas y su rara sensibilidad me han faltado a lo largo de esta prueba. Su sinceridad, no podrá ocultarme su primera inpresión. Antonella me ha apremiado a menudo para que reaccionara, ingeniándoselas para ofrecerme con regularidad algunas horas o algunos días de evasión. Si sólo hubiera una persona que pudiera aprobar mi acción, esa persona sería indudablemente ella. Extremadamente sociable, es una incomparable amiga, discreta y generosa. Su innato sentido de la fiesta no podía convertir en picante y espiritual la más sombría velada milanesa. Ella me ha salvado frecuentemente del aburrimiento, el peor enemigo. Antonella gravita en un ciclo desenfrenado de mundanidades y de viajes, que le son tan indispensables como el aire que respira. Su temperamento explosivo y su sensualidad la hacen un poco fatal para los hombres, quienes, no obstante, resultan muy pronto las víctimas propiciatorias de su relampagueante agudeza. Inteligente y voluntariosa, ella domeña su vida con maestría, y siempre me incitaba vivamente a imitarla. Después de separarse de un marido incapaz de seguir a aquel torbellino, demasiado peligroso, por otra parte, para el equilibrio de sus finanzas, se casó con William, un hombre parecido a ella. Su despreocupación es, verdaderamente, un arte de vivir sobre el abismo, y su manera desenvuelta de considerar el lujo como una necesidad, un desafío permanente y un milagro de equilibrio.

La sola idea de volver a ver a Antonella en pleno invierno, en el fondo mismo de Bretaña, me devuelve el buen humor. Les recomiendo que se pongan ropa caliente para venir a mi tebaida. Nuestro encuentro, al día siguiente, ha estado a la altura de nuestros lazos de tierna complicidad. La emoción era intensa y el tono ligero. Ellas han tenido demasiado miedo de perderme, para temer ahora hablarme abiertamente de mi cáncer.

—Vaya una idea que has tenido de marcharte así —me ha reñido Antonella, enlazándome con su brazo—. Mucho me temía no volver a verte más. Deja que te mire. Al fin has despertado, hermosa mía. ¡Abajo las caretas! Mira, Lisa, ahora se puede leer en su cara.

—No tiene nada de sorprendente que Alessandro esté lleno de pánico —le responde Lisa, cogiéndome del otro brazo—. De todos modos, es preciso que te lo diga: él tiene muy mal aspecto, y resulta triste verle vagar por el apartamento como un alma en pena. Te espera, estupefacto al ver hasta qué punto te tiene apego. ¿Qué piensas hacer?

Arrastro a mi tierna escolta hacia mi habitación. Hoy no tendremos conversaciones de salón, y su llegada ha puesto bastante efervescencia en el hotel, la suficiente para que prefiera que nos aislemos. Las quiero para mí sola.

Les hablo inmediatamente de la tercera operación, en la que tan sumamente interesada estoy. A mi hermana y mi amiga, les puedo mostrar mis cicatrices. Su espantado sobresalto me ha hecho bien. Antonella me confiesa que se fue corriendo a ver a su médico, para verificar que no tenía nada semejante. Ambas comprenden, sienten en sus cuerpos de mujeres, de amantes, mi angustia de verme mutilada, mi frenético deseo de recobrar las formas naturales de mi feminidad, de borrar las huellas del cáncer. Les hablo del sentimiento embriagador de estar con vida al cabo de este cruel viaje y de mi irresistible deseo de libertad, a despecho, o a causa, de estas cicatrices, de las heridas del alma, cuya fatalidad no soporto ya más. Les hablo de mi ardiente deseo de existir plenamente, de no perder una sola migaja de la vida, con todas sus alegrías y todos sus sufrimientos.

—Bien sabía yo qué fuego podía arder bajo esa gran ponderación, bajo esa juiciosa apariencia de mármol —dijo Antonella, pensativamente—. Bastaba con que osaras abrir los ojos, mirar el vacío, aunque fueras presa del vértigo. Tú estás hecha para las emociones fuertes, Sarah, y no para los escaparates milaneses de joyas, por muy bellas que sean. Además, tu rostro habla de tus sufrimientos, y, sin embargo, resplandeces. Te encuentro singularmente bella y emocionante.

Lisa alza un dedo, igual que lo hacía, siendo niña, cuando había resuelto un problema difícil. Le brillan los ojos.

—Sarah, tú nos ocultas algo. Alguna cosa te ha sucedido. El

cáncer no lo explica todo. Si no te supiera tan seria y tan petrificada en tus principios, juraría que estás enamorada. ¡Vaya, ya sería hora!

Debo haberme sonrojado como cuando tenía quince años. Ha puesto el dedo en la llaga. Mc miran las dos, incrédulas, y nos echamos a reír. Me abandono a la infinita dulzura de poder hablar de él. Las preguntas fulguran como disparos. No les oculto que, simplemente, hemos entablado una relación que yo he cortado por lo sano, a pesar de mi profunda conmoción y de la mutua imposibilidad de conformarnos con palabras banales.

—¿Cómo? —pregunta Lisa—. ¿Te sientes verdadera e inesperadamente enamorada de un hombre seductor, te pide tan sólo pasar una noche contigo, y te niegas? Jamás te comprenderé. La peste se lleve tu absurda fidelidad. ¡Te ofrecía un momento único de felicidad, es decir, una postrera posibilidad de saber qué mujer puedes ser, y te niegas a ello! Antonella se equivocaba, tú sólo estás despierta a medias, con los pies en la torre, arrimados a las cadenas conyugales, y la cabeza en las nubes.

—Tú me sorprenderás siempre —gime Antonella—. Eres una extremista. Debe ser tu temperamento español el que te da esta sed de lo absoluto: ¡una verdadera *Pasionaria*! Lo que tú nos describes no es en absoluto el comienzo de una historia de amor. ¡Eso es una pasión devoradora, lo es ya ahora, y es muy posible que seas la única que arde en ella!

Tienen las dos un aspecto tan consternado, que no puedo por menos que contestar:

—Yo no podía obrar de otro modo. Todo esto me lo he dicho ya. Ha llegado demasiado tarde a mi vida, o demasiado pronto después de mi cáncer. Yo no podía elegir. Además, creo que él lo comprendió perfectamente.

—Perdónamos por haber removido el cuchillo en la herida —me dice Antonella, confusa—. Comprende, nosotras siempre hemos querido verte algún día tan dichosa como mereces. Haberlo entrevisto te da ya una belleza increíble. Debo decirte que te admiro un poco. Encuentro que tienes un encanto loco con tus pudores y tus reticencias. Posees un frescor inaudito, al lado de las mujeres hastiadas de todo que somos nosotras. ¡Casi te tengo envidia! ¡Con tal de que él se haya dado cuenta!

Tras estas palabras, un poco fuertes, hemos bajado y nos hemos pasado el día paseando. Hemos ido hasta la costa bravía en que el océano desencadenado, batiendo las grises rocas, ofrece un espectáculo que nunca me cansa. El viento nos envía ramilletes de rosada espuma y los rechinantes gritos de las gaviotas. No nos hemos quedado allí mucho rato. Habituadas a las llanas orillas del Adriático o del Mediterráneo, han quedado impresionadas y un poco abrumadas.

—¡Qué violencia debe de haber en ti, Sarah, para que te complazca un rincón tan agreste! —ha murmurado Antonella.

Verlas tan frágiles y despavoridas en este universo, en el que yo me siento tan en armonía con los elementos, me enternece prodigiosamente. Nuestra amistad es fuerte, porque nosotras lo somos también, cada una por su parte y a su manera. No sé cuál de las tres cree que ha tenido más éxito en la vida. Sospecho que tenemos una terrible lucidez en este punto. Por lo menos, somos tan sinceras, amantes y espontáneas unas como otras. Sus apasionamientos están a la altura de mis vacilaciones. Pero su optimismo ha llegado a tiempo para corregir mi melancolía. Nos hemos separado con la promesa de volvernos a ver muy pronto.

Devuelta a mi soledad, más segura de que ésta no es ya tan desesperada, repaso, antes de dormirme, los acontecimientos del día. En la habitación contigua, un viejo fan de Edith Piaf repite incansablemente el mismo fragmento lacerante: *No, nada de nada, yo no siento nada, ni el bien que me han hecho, ni el mal, todo eso me da igual.* Esta voz, de una incomparable desnudez, es como un eco de mis pensamientos más secretos.

Me siento profundamente de acuerdo conmigo misma, sostenida esta noche por la certidumbre de que nada verdaderamente malo me puede suceder. Esta jornada ha vuelto a tender un puente entre el pasado y el presente. Lisa y Antonella me han devuelto la confianza en mí misma. No he perdido ni mis raíces, ni mis afectos, ni mi identidad, ni la experiencia del pasado. Todo esto, simplemente, ha madurado a efectos del choque del cáncer. Necesitaba mucho que, de entre todos, ellas dos reconocieran a esta Sarah que habían amado, y que ya no era exactamente la misma, pero tampoco era otra. Entera y fiel a lo más verdadero de sí misma. Mis dos rostros se superponen, y el resultado, sin falsa modestia, más bien parece agradarme. Antonella ha hablado incluso de una fotografía, cuyos rasgos van apareciendo poco a poco en el baño del revelado. Ellas no han disimulado su alegría ni su alivio, mezclados empero con cierta inquietud. Ambas habían acabado por perder la esperanza de que semejante metamorfosis se operara algún día. Pero yo he ido demasiado de prisa, y, sobre todo, sin decir una sola palabra. He vivido mi cáncer como la única aventura que podía tener todavía, si quería salir del círculo vicioso en el que venía dando vueltas desde hacía muchos años. No teniendo ya nada que perder, me he lanzado de cabeza, y, habiendo vuelto de tan lejos, llevo en mí misma los estigmas. Era curioso leer en sus miradas sorprendidas la impronta que ha debido dejar en mi rostro mi revolución clandestina, ¡mi pequeña revolución francesa!

Lisa me ha dicho que mi partida imprevista y brutal ha dado a Alessandro una visión consciente del valor profundo de nuestra unión. Demasiado tarde. Alessandro no me ha conocido nunca; ¿cómo podría conocerme ahora? Yo no he abandonado a mi marido. Lo que he abandonado es la imagen que él tenía de mí. Yo he huido de los días áridos en que nada parecía tener que acabar, he huido de esta lenta agonía de mi imaginación, de mi creatividad, de mis sentidos, he huido de esta prisión del espíritu y del corazón. He huido para acabar o para salvarme. Pronto. ¿Se le pide acaso al pajarillo que ha salido volando que cierre él mismo la puerta de su jaula?

He tenido también noticias de mis hijos. Lisa me ha hablado de la tristeza de David, el cual calla, pero disimula imperceptiblemente cuando le hablan inopinadamente de mí. Él habrá visto en mi partida la muerte posible, mas no un escándalo seguro. Estábamos demasiado unidos para que no haya comprendido que me marchaba para morir a mi manera. Así que ahora no le sorprende en absoluto que disponga de mí misma con entera libertad, lo cual no significa que no sufra a causa de mi ausencia. Deborah ha decidido comportarse como si nada hubiera pasado. Ésa es su táctica entre lo que no comprende o que no puede admitir. Ella procura hurtar el cuerpo. Deborah es terriblemente exigente para consigo misma, y, por consiguiente, no perdona nada a los demás. Le costará mucho perdonarme que haya hecho sufrir a su padre. Debe pensar que él es inmensamente débil, en lo que a mí me atañe, y estará esperando pacientemente el momento de decirme lo que piensa acerca de mi conducta. ¡Cómo me compadezco de ella, de mi hijita, tan fuerte e intransigente, atrincherada contra las debilidades de la vida! A sus ojos, el cáncer no excusa nada. ¿Cómo explicarle que jamás volveré a tener ya la absurda idea de excusarme ante nadie? He obrado con arreglo a lo que exigen mi cuerpo, mi corazón y mi conciencia. ¡Va a tener que resignarse a verse afligida por una madre indigna! A los cincuenta y cuatro años, he decidido vivir, al fin, mi propia vida. ¡Ya era hora! Deborah ha hecho muy pronto su elección, y se ha puesto, de una vez y para siempre, del lado de su padre. El resultado es que se halla encorsetada en los mismos principios que yo, e incluso ha quedado mucho más prisionera en ellos, pues ella los acepta y los blande con furia. Yo no hacía más que sufrirlos como una fatalidad. Yo he cambiado de sistema de valores, y henos aquí a años luz de distancia una de otra.

Las cosas se precipitan últimamente. Lisa y Antonella han llegado a punto para clarificarlas y para tranquilizarme. Una fuerza paciente se ha adueñado de mí. Al final de las pruebas y de la espera, encontraré una salida. Adivino una vida futura palpitante que habrá que inventar cada día. Apelotonada en mi cama, escucho a esta Sarah obstinada que, a despecho de todos los embrollos de puerilidades y de cosas serias, retorna de una nada peor que la muerte, impulsada por una pasión imprevisible. Me siento dueña de todas las audacias.

Yo tenía razón. La prueba ha llegado esta mañana, con el correo. Sin haberla visto nunca, he reconocido la escritura alta y enérgica en el paquetito. Christian no se ha olvidado de enviarne el libro sobre el cáncer de que me había hablado. Viene acompañado de unas líneas: «*Sarah, amiga mía, leerás este buen libro, valeroso y lúcido. Se parece a ti. Tú eres un gracioso soldadito, y hago votos por tu victoria. Pronto nos volveremos a encontrar, estoy seguro, y hablaremos. Con toda mi amistad.*»

No hay nada que añadir. Las ideas del soldadito están completamente desconcertadas, y su corazón da la señal de capitulación. Llevaré estas palabras conmigo como una promesa, realmente nada. Un ligero signo, nada que vincule, retenga u obligue. Una confabulación entre nosotros, nada más, pero lo suficiente para reanudar al instante nuestro diálogo ligero, con el humor necesario para evitar tomarnos demasiado en serio. Nada es mucho para el que no lo esperaba. Una insolente dicha se apodera de mí. La vida no es tan mala en realidad, habría podido morir sin llegar a conocer esto, sin haber aprendido a extraer la felicidad del instante y a contentarme con ella. ¡Qué contundente desmentido da esto al pasado! Y no es que haya que borrarlo, no. Bien o mal, éste ha sido vivido, clasificado, aceptado. Voy a doblarlo en cuatro pliegues y a guardarlo cuidadosamente, como una cosa vieja que ya no sirve para nada. El comienzo del guión me fue impuesto. Ahora quiero escribir el final con mi propia mano. El porvenir será una carrera loca, un *sprint* contra la muerte, a riesgo de quedarme sin aliento o de caer. Pero quiero que esta última línea recta sea deslumbrante.

Comprendo, de repente, que no me hago operar por tercera vez ni contra Alessandro ni por Christian. Lo hago para mí misma. Por la embriaguez de pertenecerme, de poder elegir entre darme o negarme, para responder a la espléndida invitación de la vida en el linde de mi otoño. El soldadito se rehace instantáneamente y avanza lleno de orgullo. Me siento infalible, invencible, presta a reconquistar mi cuerpo y mi libertad a despecho de todo y de todos.

Al sonar esta noche las doce campanadas hago un recuento del tiempo pasado: el cáncer, la partida, el hospital y la soledad. A pesar de ello, el balance es positivo. Salgo ganando. El año que termina ha visto cómo se debatía la crisálida para convertirse en una mariposa. Me agrada sentirme todavía lastimada por doquier, llevar físicamente las huellas de esta lucha, para borrarlas mejor. Un violento deseo de vivir de otra manera va subiendo en mí como una savia. Una vez ganada la apuesta de esta tercera operación, sé que volveré a poner mi vida entera en la balanza. Quiero jugarme el todo por el todo y ver lo que sucede. Mi otoño será la época en que yo habré tenido la razón. Quizás haya en ella una mano tendida, una ayuda brindada, horas y felicidades que compartir. ¿Quién sabe? No necesito tener la seguridad de ello, ni tampoco saber dónde será el próximo alto. Pero sí quiero hacer la más loca de todas las apuestas, la de amar y ser amada.

La cena de Nochebuena nos ha reunido a todos como una fiesta de adiós. En el último cuadro, los huéspedes invernales de Quiberon, los que cerrarán la temporada, levantan sus copas en honor de la magia del lugar, de sus virtudes salvadoras, de su acogedora hospitalidad. Cada uno celebra sus resurrecciones íntimas, sus resoluciones y sus sueños. La luna bebe esta noche encima del océano.

Yo he reanudado hoy un viejo rito de mi infancia española, consistente en responder a las doce campanadas comiéndose doce uvas, cada una de las cuales es portadora de un deseo. Como en un cuento muy viejo, el primer grano me ha devuelto mi risa; el segundo, mi belleza; el tercero, mi libertad; el noveno me devolvía ya mis deseos, y al duodécimo casi casi había recobrado mi juventud.

IX

París, Montparnasse. Está lloviendo. Un regreso difícil. Empujada, aturdida, aprisionada por una muchedumbre presurosa, me siento un poco sofocada. El ruido y los olores me asedian por todas partes. El cielo está bajo, grisáceo y lleno de humo. Se prevé una fuerte perturbación, precedida por intensas ráfagas de viento, me dice el taxista. Tenía la voz sentenciosa de un agorero, y sentiré muy pronto no haberle prestado un oído más atento. He partido hacia la estación de ferrocarril un alba rosada, conmovedora, en la que se deshilachaban tan sólo unas escasas y raras nubes. Rodamos a buena marcha por la estrecha carretera, trazada por la parte más derecha de la lengua de tierra atrevidamente anclada muy adentro del océano. Esta punta rocosa se ha convertido en mi patria de elección. Este itinerario es el de mis retiros y mis retornos. He vivido aquí la alegría y el espanto. Se parece irresistiblemente a una pista de despegue cuyos límites son tragados por el horizonte.

El retorno a la realidad es sumamente brusco. He vuelto a mi gran hotel, situado frente al jardín de las Tullerías. De ahora en adelante, viviré siempre en hotel. Mi alma nómada se complace con los incesantes cambios de decorado. Antes, me las ingeniaba para transformar mi apartamento sin cesar, haciendo caso omiso de las observaciones de Alessandro. He pasado mi vida modificando sin tregua el color de las cosas y su disposición. Introducir un mueble nuevo, un cuadro o un tapiz, tomaba para mí aires de verdadera aventura. Luego, pasaba la excitación y había que rehacerlo todo. Recordaba asimismo mis éxodos de una habitación a otra, tratando de desterrar mi aburrimiento. Aquella mujer que tan meticulosamente rodeaba de ornamentos diversos el entorno de su existencia vacía, me da ahora miedo. He desterrado todos mis temores, salvo el de volver a caer algún día en esa mórbida desesperación. Milán, como un espejuelo, conserva el reflejo de esa alucinante maldición. No me he llevado nada de cuanto había acumulado. Este desprendimiento representaba el valor ritual de un exorcismo. Había roto el círculo, y ningún sentimiento de posesión tenía que poner trabas a mi marcha. Si no, más pronto o más tarde volvería a caer en la trampa. En este sentido, partir significaba realmente salvarme. Luego he ido desatando uno a uno todos mis vínculos. Nunca me ha abandonado la certidumbre de que no hay que querer coger nada, ni un solo objeto, ni sus amores siquiera, si quiere uno seguir siendo libre.

En la extravagante mescolanza de mis maletas abiertas, encuentro siempre la fuerza y la paciencia de reconstruir mi esperanza, de reinventarme un objetivo, de esperar las respuestas, aplazadas una y otra vez, hasta el día siguiente. Ignorando lo que me reserva el mañana, me concentro en los detalles materiales, en busca de un equilibrio satisfactorio y de un dominio perfecto de mi espacio y de mi tiempo. Mas cada desplazamiento desorganiza el sabio tinglado en que me asiento. Cobarde, pero intrépida, he subido tan alto, tan velozmente, que no sé cómo volver a bajar. Sólo hay una solución: seguir progresando. Mi habilidad crece por momentos en el juego al escondite con la vida, el cáncer y la muerte. Tiendo ingeniosas trampas para engañar a la adversidad, he aprendido el arte de esquivar, he templado mi soledad, como si fuera un arma blanca, y mi obstinación no tiene límites.

Si supiera lo que me espera, me sentiría menos orgullosa. No había adivinado que todos estos recursos iban a ser puestos a prueba en una desigual batalla, que me ha pillado desprevenida. Desde la primera visita de rutina, la mueca del joven médico a quien expresaba mi deseo de ver desaparecer estas horribles cicatrices tendría que haberme hecho comprender las dificultades que me esperaban. Me encogí de hombros y me fui. En una cosa estamos de acuerdo: en que mis cicatrices no tienen nada de bellas. Renée, llamada en mi ayuda, lo ha cogido todo en sus manos y ordena metódicamente los nombres de los cirujanos que ella conoce, especializados en cirugía estética. La vuelvo a encontrar, felizmente, tranquila y eficaz. Empieza entonces una verdadera carrera en busca de alguien que se sienta capaz de devolver a mi pecho la forma normal. No es necesario decir que yo no pensaba en absoluto recobrar la belleza integral de mis senos. Quería ser digna de que se me mirase, eso es todo. Estaba aburrida de contemplar cada mañana aquel destrozo delante de mi espejo. El profesor Combray había devuelto un cierto equilibrio a mi busto al hacer la segunda operación y reducir el seno izquierdo a las proporciones del seno operado. Se había preocupado sobre todo de evitar todo riesgo de recaída, mandando mis preocupaciones estéticas a las calendas griegas, a causa de una mala cicatrización. Yo no había insistido, ya que entonces no sentía la urgencia de hacerlo como la siento ahora. Podía vestirme de nuevo sin problemas insolubles de busto y enmascarar mis cicatrices bajo una elegancia natural. Esto era lo esencial. Pero al correr los días y los meses, sin sentirme verdaderamente mutilada, ya que no me habían extirpado la mama, el aspecto repelente de las cicatrices se me ha hecho intolerable. Mi belleza, ella, sí que ha sido mutilada, y veo muy bien cómo se va transformando mi cuerpo. La reducción de mis senos a casi nada ha modificado mi manera de andar, el porte de mi cabeza, mi aspecto en general. Todo acusa esta magulladura invisible. Estoy segura de que el profesor Combray lo comprenderá. Será cosa de hablarle de ello cuando vaya a pasar mi visita de control. Y, si todo va bien, ese mismo día desearía obtener de él la autorización para intentar esa tercera operación. Así que tengo dos meses para encontrar un cirujano.

Entretanto, prosigo mi búsqueda infernal. Pertrechada con mi lista de direcciones, he dado comienzo a mi peregrinaje. El guión es invariable: entro, llena de esperanza, en el consultorio del doctor, le expongo mi caso, los informes y las radiografías que lo apoyan. Él parece maravilloso a fuerza de atención y comprensión, adelanta argumentos tranquilizadores. Pero todo se va al diablo cuando uno el gesto a la palabra y pongo mi pecho al descubierto. Es curioso ver cómo se olvidan a la fuerza los más elementales reflejos del pudor. Lo descubro con perfecta desenvoltura. Ni siquiera pienso ya en ello. La enfermedad supone también esto: mis senos no son unos senos. Se han convertido simplemente en un caso, ¡tan turbadores como pueda serlo un ave disecada! Ni siquiera me siento ya completamente su propietaria. Creo que me sentiré verdaderamente indemne el día en que este pudor me sea devuelto, al mismo tiempo que la verdadera posibilidad de olvidar todo pudor. Esta mirada clínica concentra su examen en una porción de mi cuerpo, para darme acto seguido su veredicto. Son muy raros los que se acuerdan en ese instante de que el fallo concierne a todo el cuerpo. ¡Si supiera cómo espero su respuesta con todo mi ser atormentado! Tiene en sus manos el poder de volver a hacer de mí una mujer y no parece darse cuenta de ello.

Llega el veredicto, siempre idéntico, cada vez más cruel de oír:

—Querida señora, nada puedo hacer por usted. Los tejidos han quedado destruidos. Sufriría inútilmente, y nosotros iríamos derechos al fracaso. Vale más que se quede como está. El resultado la dejaría decepcionada, se lo aseguro. Lo siento mucho, pero...

Pasan los días y las semanas. Mi lista se va haciendo cada vez más pequeña. Ponen de relieve mi edad y la suerte que he tenido de salir bien librada, la habilidad del profesor Combray, qua ha evitado tenerme que extirpar la mama. La respuesta, cualquiera que sea, resulta siempre negativa. Me paso los días en las salas de espera. Me cruzo en ellas con muchísimas caras, oigo contar acontecimientos innumerables, increíbles, únicas, que me emocionan. El motivo de una operación de cirugía estética no es nunca frívolo ni anodino.

Una noche, a las diez, estoy esperando en la consulta de un famoso doctor. Es mi última esperanza. Absurdamente, me parece que esta vez voy a tener suerte. No pido ya otra cosa que un poco de esperanza. ¿Quizás una operación sea todavía prematura? ¿Por qué me responden todos con un no tan categórico? Rezo con fervor, y llego a tal punto de exaltación que me hundo cuando me dice a su vez: Siga así, señora. Han salvado ya de su seno todo cuanto podía ser salvado. Con el tiempo se acostumbrará usted, créame. Dice que está curada. Pues eso es precisamente lo más importante.

Le he gritado que él no comprendía bien. Ya sé que he tenido suerte. Pero no he hecho tantos esfuerzos hasta ahora, sólo para darme por satisfecha con sobrevivir. ¡Es lo mismo que volver a vegetar en Milán! No quiero renunciar. ¡Encontraré al fin alguno menos ciego, menos fosilizado y menos obtuso que los demás!

Creía haber hecho lo más duro. Podría decirse que es indecente por mi parte reclamar ahora, como un suplemento, vivir la vida que acaban de salvarme con grandes riesgos. Es cierto que, en esta tercera operación, el envite no es ya directamente al cáncer. Los riesgos no son los mismos. Por esta razón, precisamente, he preferido luchar sola en todos los frentes, con la reprobación general hacia una mujer de más de cincuenta años que se tiene aún por una mujer de cuerpo entero. De golpe y porrazo, heme aquí privada de todo derecho, de todo interés, en cuanto mi petición sobrepasa el simple dilema de vida o muerte.

Este último golpe me ha dejado acabada. A pesar de las objeciones de Renée, que está desolada al verme tan desesperada, he renunciado casi. Además, ha llegado el momento del control. El profesor Isobel tiene buenas noticias para mí: los análisis de sangre son buenos. No hay metástasis. Muy contento, me pregunta cuáles son mis proyectos. Se ha dado cuenta de mi súbita reticencia y me apura para que hable. Yo me lanzo y le explico mis desdichadas peregrinaciones, preguntándole cuál es su opinión.

—Es todavía demasiado pronto para una operación, señora. Pero no desespere usted. Tenga aún unas cuantas semanas de paciencia. Por mi parte, no veo ningún inconveniente importante. Si lo desea tanto, habrá que intentarlo. Es lo menos que se puede hacer por una mujer tan seductora como valerosa. Se lo ha merecido bien. Hable de ello con el profesor Combray. Yo sólo veo al profesor Banri del «Hospital de San Luis», para decidir lo que sea, a despecho de la opinión de sus colegas. Vaya a verle de mi parte. Le deseo buena suerte.

Por fin he oído las palabras que desesperaba ya de oír. Lo que hace que estos dos profesores sean unos médicos sin par, es, sin lugar a dudas, además de su virtuosismo técnico, ese humanitarismo sensible y caluroso que se afana por tranquilizar a sus pacientes. ¡Dios sabe bien, empero, que yo soy una paciente impaciente!

El profesor Combray ha ratificado esta opinión y me ha recomendado con calor que me reponga bien para abordar esta última prueba. «En forma y en belleza», me ha dicho con sonrisa luminosa. Estos últimos meses han sido una dura prueba para mis nervios. Y sé muy bien que mi tensión no disminuirá hasta que haya visto al profesor Banri. La esperanza renace en mí, más fuerte aún a causa de haber estado amenazada.

No me siento ya tan desdichada. Hasta me encontraría dotada para la felicidad. Mi padre, en el tono solemne de patriarca que tomaba a veces, me dijo un día: «Si quieres ser dichosa, mira lo que hay detrás de ti. Verás entonces a todos aquellos que han sido menos favorecidos que tú. Entonces te resignarás con mayor facilidad. Porque, si siempre miras a quienes todo parece sonreírles, jamás hallarás en ti la felicidad soñada.

Créeme, si cada uno pudiera cambiar su sufrimiento por el ajeno, por el que siempre nos parece más leve que el nuestro, después de habérselo pensado muy bien, cada uno se quedaría con el suyo.»

¡Qué conmovedora confianza en la sabiduría de la vida atestigua esta parábola paterna; No he podido resistir el deseo de repetirla la noche en que Joseph, el cuñado de Renée, y su esposa Eva me invitaron a pasar la velada en su casa. Sin disimular mi alegría, les he dicho lo maravillada que estoy al ver cómo se multiplican en mi camino los hogares amistosos, como ensenadas de gracia para la pobre viajera perdida. Les he hablado largo rato de Danièle, de Quiberon y de mi deseo de escribir. Eva y Joseph son dos seres espontáneos y enteros. Eva mira a su marido, que lleva ya unos instantes absorto en sus pensamientos, y anuncia en un tono ligeramente divertido:

—Atención, Sarah, Joseph va a hacernos una declaración. Le conozco, eso es lo que le da este aire absorto y satisfecho de sí mismo.

Joseph, pillado con las manos en la masa y picado en lo más vivo, se yergue:

—¡Es cierto! Estaba tratando de recordar cuál de nuestros grandes autores dijo que hay personas que llevan un kilo como si fuera una tonelada y otras que llevan una tonelada como si fuera un kilo. Me estaba diciendo que Sarah, con su aspecto frágil y su aire de mírame y no me toques, forma parte de la segunda categoría.

—A despecho de toda tu admiración, no es muy elegante por cierto eso de clasificarla en la categoría de los pesos pesados —le replica Eva, cortando por lo sano nuestra repentina emoción—. Vas a hacernos llorar, cuando lo mejor que podemos hacer es sentarnos a la mesa.

Cuando pienso en ello, veo que esta velada ha marcado una tregua entre mi angustiada búsqueda y los primeros días de la revolución. Alessandro la ha aprovechado para lanzar su gran ofensiva de primavera: me telefonea mañana y tarde, a fin de tratar de hacerme ceder en mi resolución. Ha emprendido un tenaz trabajo de zapa, y considera cada obstáculo que me pone como una victoria personal. Me exhorta a cada momento a dejar de hacerme daño, de correr de este modo de médico en médico. No se puede ser, a su juicio, más atento.

—Vuelve —me dice—. Para mí, no hay ninguna diferencia. No necesitas hacerte operar. Mi cariño no está condicionado en absoluto por semejante detalle.

Pero el caso es que yo doy una enorme importancia a ese detalle, precisamente a ése. No puedo soportar quedarme así. Y, figúrense ustedes, yo, por mi parte, quiero hacerlo a toda costa. Aunque tuviera que acabar mis días en un convento, o en una isla desierta, me haría operar. Lo hago por mí. Ni siquiera se trata ya de quimeras o de un hipotético amante. Por primera vez en mi vida, me siento bien en mi propia piel. Quiero verme limpia, para seguir siendo la misma. Estas carnes tumefactas dan un aspecto descuidado. Reparar los estragos no es mucho pedir. Mi cuerpo está, quizá, curado, pero impresentable. Necesito ponerlo en orden, porque, de no hacerlo, sería incapaz de coordinar mis ideas y mis palabras, y de tomar las decisiones que hace falta. Sé muy bien que todo el mundo se burla de ello, empezando por Alessandro. No obstante, terminará por consentirme este capricho, persuadido de que es el último.

De modo que vendrá conmigo a ver al profesor Banri. Está convencido de que no habrá más visitas. O gano o renuncio. Esto podría ser una buena jugada de póquer, pero yo no estoy ahora para juegos. Esta vez, o paso o me hundo. Mi estado de ánimo debe parecerse al de un condenado. Su negativa me condenaría a algo peor que la muerte. Los riesgos del cáncer me parecen casi benignos comparados con el de quedarme en este estado. Nada peor podría sucederme que no ser ya nunca más una mujer a mis propios ojos. Repetirme que he tenido mucha suerte por no haber sufrido la extirpación completa de la mama, no me consuela lo más mínimo. Esta modificación es demasiado brutal, y ni siquiera me atrevo a pensar lo que sería de mí si me dijeran que es irremediable. Quisiera prolongar indefinidamente mi espera, tal es el miedo que tengo de oír una vez más el fatídico no: Sólo tengo apego a la vida en la medida en que ésta valga la pena de ser vivida. Ni siquiera logro ya mofarme de mi tragicómica situación. Realmente, parece hasta ridículo eso de darle tanta importancia al aspecto de una mama. Tendría que sentirme avergonzada ante todas aquellas mujeres que no podrán salir con bien de este duro paso. Pero mi voluntad de vivir tiene ese precio, indecente y trivial si se quiere, pero visceral y real al mismo tiempo. ¡Cada uno tiene la tragedia que está a su alcance!

La acogida del profesor Banri es más que cordial. He tenido que serle calurosamente recomendada. Me mira con gentileza, y estoy segura de que no ve en mí a una paciente más, sino a una mujer dominada por la ansiedad, a la que será preciso ayudar. Hace sus preguntas con delicadeza, concentrando toda su inteligencia en mi problema. Es de la misma raza que los otros dos, y mi crispación va cediendo poco a poco. Terminado el examen, vuelve a ponerse detrás de su escritorio, al tiempo que lanza un sonoro «bien», que me obliga a hundir la cabeza entre los hombros.

—Escuche —me dice—, no puedo garantizarle un resultado espectacular, pero voy a intentar devolver a su pecho un aspecto presentable.

Yo estaba tiesa en espera de una respuesta negativa, y no acierto a llegar a creérmelo. Una oleada de gratitud inunda todo mi ser. La sangre me golpetea las sienes, me zumban los oídos con intensidad. Debo estar roja como la grana. Me oigo a mí misma preguntando con voz insegura cuándo podrá realizarse la operación.

—Eso no soy yo quien debe decidirlo —me contesta—. Tendremos que esperar que den luz verde el profesor Combray y el profesor Isobel. Pero, si he comprendido debidamente, eso no puede tardar. ¡Por lo demás, tenga usted confianza en mí!

—¡Si no es más que esto, pongo enteramente mi cuerpo en sus manos!

Alessandro no ha dicho una sola palabra en el curso de

esta conversación. Decididamente, todo se confabula contra él. Tiene que haber quedado decepcionado al ver que el profesor no me daba una respuesta negativa y que ha puesto fin a mis tribulaciones. No resultaba difícil adivinar que, en caso de haber dicho no, mi abatimiento sería total y mi resistencia quedaría hecha trizas. Ha estado a punto de llevarme con él de regreso a Milán, y no está en absoluto dispuesto a soltar la presa sin lucha. Así que le habla al profesor con el tono apremiante, pero cortés, de un señor que considera que ya ha llegado el momento de pasar a hablar de cosas serias.

—No le comprendo a usted, profesor. ¿Por qué no le dice a mi mujer que sería más razonable dejarlo todo y regresar a Italia? Esta operación representa una sobrecarga de peligro y de fatiga, después de la prueba que acaba de pasar. Para mí, puede quedarse como está. Esto no cambia en nada mis sentimientos hacia ella, se lo tengo bien dicho.

El profesor se da cuenta al instante del efecto que tendrá su respuesta en relación a mi tranquilidad. Hace una pequeña pausa, y luego contesta con firmeza, sopesando muy bien cada una de sus palabras.

—Considero que Madame di Rovasena tiene derecho a decidir por sí misma lo de la operación. Su insistencia nos ha demostrado con creces el empeño que pone en ello. Hasta que no se encuentre completamente curada, nosotros debemos asistirla. Esto pone en juego su vida y su cuerpo. Y ella se ha mostrado hasta ahora lo suficientemente lúcida y valerosa para que nosotros respetemos su elección. Yo no voy a aceptar la responsabilidad de no tenerla en cuenta. Comprenda, nosotros, a veces, no apreciamos debidamente la gravedad de las consecuencias psicológicas de semejante operación. Si le escucháramos a usted, correríamos el riesgo de cometer un grave error. Estoy seguro de ello. De modo que voy a hacer todo lo posible, pero no para que ella quede simplemente satisfecha, como parece creer usted, sino para su curación total. La operaré con arreglo a sus deseos. Lo único que quiero es que pueda regresar sintiéndose absolutamente serena y curada.

Antes de despedirme, doy efusivamente las gracias al profesor por su comprensión y ayuda. Alessandro no protesta ya. Una vez más, no había comprendido nada de nada. Se le ha dado materia en que pensar, y percibo su desconcierto en el nerviosismo que le domina. Lo cierto es que ya no entiende nada. Su mujer, desde que está en Francia, en París, ha cambiado por completo. Ya no reconoce en ella a la juiciosa Sarah, que durante tanto tiempo había vivido a su lado una existencia ordenada, sin causarle nunca el menor problema. Ha visto con estupor cómo el profesor se ponía de mi parte, tan abiertamente en contra suya. Se contenta con decir suspirando, completamente desamparado:

—Supongo que ahora estarás contenta. Has conseguido lo que querías. Me pregunto a dónde nos van a llevar tus locuras. No sé qué te sucede. Hazte operar si quieres, y avísame cuando estés dispuesta a regresar a Milán. Yo, por mi parte, vuelvo allí mañana mismo.

Le doy un voto de confianza. Se apresurará a olvidar este momento desagradable. Quiero decirle las cosas sin insistir demasiado, pero claramente.

—Tú sabes bien, Alessandro, que esto no es ningún capricho. Además, si hubiera tenido la menor vacilación, tu intervención habría acabado con ella. Tus palabras me han convencido de que hice muy bien en marcharme. Estoy plenamente decidida a no regresar tan pronto a Italia, la soledad no me da ningún miedo.

De modo que he estado esperando sola mi tercera operación. Estoy llena de impaciencia por disponer de la autorización necesaria para esa intervención quirúrgica, y me someto de buen grado a los diversos controles y exámenes. Paradójicamente, no temo en absoluto una recaída en la dolencia. No comprendo cómo ni por qué esta enfermedad me ha proporcionado alegría en vez de miedo, pero así es. Si me hubiera quedado en Milán, en mi marco familiar, sin duda habría conocido también el miedo. Pero empecé por abandonarlo todo. En torno mío, numerosas personas viven, entre dos controles, en medio de la angustia de las metástasis. Yo consigo sin esfuerzo no pensar en ello más de lo estrictamente razonable. Me he hecho a la idea de que estoy disfrutando de una moratoria. Todos están en el mismo punto poco más o menos, y yo..., yo he localizado al enemigo. Mis médicos me ayudan a vigilar su evolución, siempre posible. Pero éste es un peligro que se puede dominar. Por lo demás, he de luchar contando tan solo con mi propia voluntad. La seguridad de que se hará cuanto se pueda para devolver a mi pecho una forma aceptable ha aliviado mi angustia. He tenido mucho más miedo de quedar abismada en mi actual situación que de morir. Alessandro jamás lo podrá comprender.

Despreocupada, aprovecho la primavera parisina. Absorbida por los mil detalles de mi vida cotidiana, que tengo que resolver, no puedo entretenerme en hacerme demasiadas preguntas. Además, hace un tiempo demasiado bueno para ello. Recobro fuerzas para la operación y hago largas escapatorias por las calles de París. Me construyo pacientemente un futuro que no se parece lo más mínimo a mi pasado. Mi libertad me embriaga, y cada día descubro alguna cosa nueva.

Luego llega el delicioso período de los castaños en flor por todo París. Sigo sintiéndome invenciblemente atraída por los jardines. Mis paseos por las Tullerías o Luxemburgo hacen que rememore unos recuerdos que la vida se había llevado y que ahora me devuelve de pronto, como para festejar mi esperanza. Recuerdo el parque del Retiro, en Madrid, lleno de niños jugando como aquí. A mis hermanas y a mí nos confiaban a Mercedes, y nos íbamos a correr por los jardines. Nos poníamos, para esta salida, unos sombreritos de paja de arroz y unas botitas de charol con botones. Mercedes estaba muy orgullosa de nuestro buen aspecto y de su abrigo de paño azul. El complicado código que regía el pequeño mundo de las alamedas del Retiro, la clasificaba entre las nurses más elegantes del barrio. Yo era una chiquilla espigada y soñadora, la que más fácilmente se perdía, mitad por distracción, mitad por el deseo de librarme de la estrecha vigilancia de Mercedes. Ella tenía una idea muy clara respecto a cómo debíamos comportarnos, tanto en nuestros juegos con los otros niños, como al andar a su lado. Regresábamos de allí al caer la tarde, por aquellas calles, las más hermosas de la capital, sombreadas por grandes árboles olorosos.

La fecha de la operación ha sido fijada después de los últimos controles. El profesor Combray sólo quiere que sea realizada en el «Hôtel-Dieu». He creído entender que el profesor Banri derogaba todos sus hábitos al desplazarse por mi causa. Nada he hecho empero para merecer tales atenciones, lo que hace que mi reconocimiento sea todavía mayor. Me siento dichosa ante la perspectiva de volver al «Hôtel-Dieu». Me parece regresar a mi casa. He adquirido allí mis costumbres, las enfermeras me conocen y estaré bien acompañada. En cualquier otro lugar, sentiría cierta aprensión al encontrarme sola, pero en el «Hôtel-Dieu», no. He preparado ya la maleta.

El sábado por la noche es la víspera del combate. Ingresaré mañana por la tarde, para ser operada el lunes por la mañana. El teléfono no deja de sonar. Una llamada desde Quiberon. Será sin duda Francine, a la que he enviado una larga carta relatando las inverosímiles peripecias de mi increíble carrera. Me sorprende una voz grave. Christian ha querido decirme unas palabras de ánimo antes de la operación:

—Sé que la lucha ha sido dura. Está muy bien que hayas perseverado hasta el fin. Estás en buenas manos. ¡Ten confianza y aguanta con firmeza hasta que nos volvamos a ver!

Apenas he dicho nada. El lunes estará pensando en mí. Esta idea me resultará muy dulce en el momento de caer en la inconsciencia. ¡En tales momentos una necesita mucho tener hermosos sueños! Es increíble que este hombre, casi desconocido, sepa infaliblemente qué palabras deseo escuchar y cuándo. Alessandro nunca lo ha sabido. Él no sabe hablar de otra cosa que de regreso y de renuncia. Imposible volver atrás y perder todo lo que he ganado en diez meses.

Esta mañana he ido a la sinagoga. Desde mi primera estancia en el «Hôtel-Dieu» no había vuelto a sentir este deseo imperioso de confiar en Dios. Absorta en mi lucha, en mi ruptura con el pasado, no me había detenido a meditar acerca del valor de mi fe ante semejantes trastornos. Esta mañana, la oración mc ha dado mi dosis de valor para la próxima semana. En la paz de las sinagogas, yo siento siempre, con fuerza, que mi padre está a mi lado. Su recuerdo sigue siendo el radiante faro de mi soledad. Esta mañana, los cánticos del oficiante penetraban directamente en mi corazón, y este templo de la calle de la Victoria me parecía más acogedor que nunca. Yo pedía su ayuda a Dios, y a mi padre. Al hacerlo, evaluaba la distancia recorrida desde mi precedente partida del «Hôtel-Dieu». La vida podía ser parecida a una hermosa mañana de abril como ésta. Dios no esperaba de nosotros continuos sacrificios, como yo había creído. Gestos de espontánea amistad habían venido a derrumbar mi narcisismo, engendrado por mis incomprendidos sacrificios. ¡La libertad era de una dificultad diferente, y mucho más fértil.

Al día siguiene, he vuelto a mi cuartito del «Hôtel-Dieu». Esta habitación me pertenece, como un lugar ya familiar, y contribuye a tranquilizarme. Antes de volver, he echado una ojeada al atrio de Notre-Dame, donde la multitud cosmopolita de los turistas se ajetrea este domingo por la tarde. En el exterior, la vida hormiguea y prosigue su curso. Franqueado el porche, entra una en el mundo del sufrimiento inmóvil y de la espera.

Por la mañana, camino de la sala de operaciones, ya medio dormida bajo el efecto de los primeros calmantes, veo flotar ante mí el rostro de mi padre. Me sonríe, como si dijera: «Hija mía, estoy aquí, saldrás bien librada, yo nunca te abandonaré.» Una última imagen graciosa me ha llenado de asombro antes de hundirme en la nada: instalada en la mesa de operaciones, soy sometida a perfusión; los profesores Banri y Combray dan vueltas en torno mío y, mientras hablan entre sí, van tomando medidas de mi torso. En un postrer relámpago consciente, me pregunto si, como en la clase de dibujo, van a guiñar el ojo, dar tres pasos atrás, y verificar, con el brazo extendido y lápiz en ristre, las justas proporciones de un pecho fabuloso. Luego, todo desaparece.

El despertar ha sido distinto al de otras veces, más sereno. Lisa se halla a mi cabecera. Dichosa al ver que he recobrado la percepción, murmura: «¡Cuánto has tardado en despertar! Estabas tan tranquila, con un aspecto tan sosegado, que creía que no querías ya volver en ti.» Le hago una pequeña señal. Estoy molida. Mi fatiga es extremada. No tengo fuerza para hacer preguntas, ni siquiera para saber si la operación ha tenido éxito. Lisa, atenta, lo adivina. Su murmullo se hace alegre:

—¿Sabes? He visto al profesor. Está verdaderamente satisfecho. Dice que han conseguido hacerte un pecho muy pequeñito. Ha ido todo muy bien. Puedes estar tranquila, ya no tendrás que operarte más. Ahora, descansa.

Me siento feliz al oírla, pero no reacciono en absoluto. No siento otra cosa que un gran vacío y una inmensa fatiga. Todo se ha vuelto confuso. Voy a la deriva, con la extraña sensación de ser más ligera, como liberada. Libre.

Durante los días siguientes, he sufrido bastante. A pesar de los dolores lacerantes, no me arrepentía de haber intentado esta última operación, puesto que a este precio volvería a ser una mujer completa, con todos sus atributos. El recuerdo de los dos profesores dando vueltas en torno a mí, para medir las líneas de mis futuras mamas, me divierte cada vez que pienso en ello. Tenían el aspecto de dos inspirados escultores, dispuestos a comenzar una obra maestra. ¡Ojalá los resultados estén a la altura de mis esperanzas! El profesor Combray me había explicado, después de la segunda operación, que la deformidad de mis senos provenía de su preocupación por dejar suficiente materia para un posterior remodelado. Aprovechando la relativa importancia de los pezones, había podido preservar una parte de ellos, y el profesor Banri me había confirmado que, gracias a esta precaución, él podría rehacerme unos pechos pequeños, pero de aspecto normal. Si mis dos pigmaliones no se habían equivocado respecto a las proporciones de su estatua viviente, yo no habría sufrido todo este calvario para nada. Como en una leyenda, ellos, verdaderamente, con un gesto, habrían despertado a una mujer nueva, presta a vivir una vida diferente.

Me voy recuperando lentamente, sin acabar de comprender el porqué de semejante agotamiento. Me parece que toda la tensión acumulada desde mi partida de Milán se ha relajado de golpe. Me siento lánguida, vacía, extenuada. Floto en un estado de pesadez en el que sólo el dolor me llega en oleadas. He perdido la cuenta de los días. El tiempo se ha convertido en una línea horizontal, obligándome a mantener una pesada inmovilidad, al contrario de la primera vez, en que había tenido una angustiosa impresión de caída libre.

Lisa amolda su espera a la mía. Ambas hemos vuelto a encontrar el código mudo de nuestras siestas infantiles en medio del aplanante calor de las tardes de verano, con una inmovilidad exactamente igual a ésta. Ella acecha mis despertares, y calla cuando me quedo adormecida. Las dos nos comprendemos con medias palabras, y mantenemos unos diálogos absurdos, que me hacen reír, a despecho de mi debilidad. Estoy muy lejos todavía de haber recuperado mis habilidades lingüísticas, pero adivino que esta vez todo irá bien.

—«El buey es lento, pero la tierra es paciente» —responde sentenciosamente Lisa, como un eco de mi ligero suspiro. Ambas soltamos el trapo, lo que me arranca una mueca de dolor y me hace llevarme la mano a mi vendaje.

De momento, no he visto nada en absoluto de mi flamante pecho. Está aprisionado por un voluminoso apósito, y ni siquiera puedo adivinar su forma. Debo confiar en el profesor, el cual ha venido a tranquilizarme y me ha dicho con visible satisfacción:

—Estoy muy contento de esta operación. Era muy delicada, pero ha sido un éxito. Ya lo verá usted, nos hemos esmerado en hacerle un hermoso pechito. ¡Una obra de arte! No tenga ningún temor, no quedará decepcionada.

Así que vivo esperando febrilmente el momento cercano

en que pueda contemplar esta maravilla de la cirugía estética. Espero prudentemente verla, antes de dejarme llevar por la alegría. La experiencia me ha hecho ser precavida. Pero, a pesar de todo, tengo el sentimiento embriagador de haber ganado todas mis batallas, y además, la guerra.

Los días pasan lentamente. Lisa ha tenido que volver a Milán. Los amigos vienen de nuevo a verme, pero algunos, como mi primo, no me perdonan mi actitud hacia Alessandro, el cual me ha llamado una noche, interesándose por mi salud en un tono triste y ofuscado, cortando por lo sano todas mis tentativas de darle explicaciones, empecinado en su acusación de frivolidad y de ligereza. Está claro que, si mi cáncer me daba derecho a ciertas prerrogativas, como la libertad de venir a hacerme operar en París, si estimaba que aquí sería mejor cuidada, esta vez todo ha cambiado, mis preocupaciones estéticas me convierten en un monstruo de egoísmo y de culpable despreocupación. Mi buen primo me lo ha soltado con toda claridad:

—Una mujer consciente de su dignidad y de sus deberes no abandona de este modo a su marido y a sus hijos, para dar satisfacción a unas preocupaciones tan vanas. Ya estabas curada. Tenías que volver a Milán. No sabía que fueras tan caprichosa. Rebecca nos ha dicho que te has vuelto loca con tu cuerpo. Sé que exagera, pero eres la última persona de la cual esperaba yo semejante comportamiento. ¿Qué falta te hace eso de la cirugía estética, con un marido tan comprensivo como el tuyo? Ahora estás aquí sola. ¿Qué vas a hacer? Cualesquiera que sean tus proyectos, nunca podrán tener tanta importancia como la armonía de tu familia. Te lo advierto, si te obstinas, acabarás sola, olvidada y detestada. ¿Es eso lo que quieres? Verdaderamente, nos has ocasionado muchas penas.

¡Pobre primo! Ha perdido su legendario sentido del humor. He rebasado los límites de su tolerancia; la familia encarna, a su parecer, la institución sagrada por excelencia, la gracia de Dios, y la única salvación posible de nuestra sociedad. Desde su punto de vista, yo me he convertido en paria, al negarme indignamente a someterme al parecer de Alessandro. Heme aquí culpable, expulsada del judaísmo y de la familia. Iris, como de costumbre, se ha mostrado conciliadora. Ella se guarda muy bien de formular un juicio, y me ofrece sin restricciones la riqueza de su afecto y de su presencia, poniendo así un bálsamo a mis heridas. Porque, aunque yo no lo demuestre en lo más mínimo, esto me afecta bastante. Venciendo su natural timidez, ella ha venido a verme, para poner un apósito en las erosiones que la vehemencia de su marido podía haberme causado. La he visto entrar en mi habitación sin disimular mi placer, y, bromeando para ocultar mi emoción, le he dicho:

—Iris de los pies ligeros, mensajera de los dioses familiares, ¿qué mensaje me traes? ¿Se ha sosegado acaso la ira familiar? Como quiera que sea, me siento feliz al verte.

—No le guardes rencor a tu primo, Sarah. Él, tan pronto bromea como se acalora. Estoy segura de que, en el fondo, desea tu felicidad, pero antes le estrangularías que hacérselo confesar. Es un hombre de principios, y tú lo has desquiciado. Yo, por mi parte, quería decirte que te comprendo, aunque me des un poco de miedo.

Esto es muy natural y lógico; algunos consideran que soy valiente, mientras otros me desaprueban por las mismas razones. Todos prefieren abstenerse de tomar partido demasiado abiertamente. Iris no habría venido sin la aprobación tácita de su marido. Él ha encontrado este medio para atenuar la dureza de sus palabras. A pesar de todo, pocas veces he estado tan sola como ahora, pero no llego a sentirme culpable porque todos ellos griten que lo soy. Está bien. Creo que podré superarlo. En el punto al que he llegado, todo esto tiene poca importancia. Durante toda mi vida, me he equivocado de combate, no voy a volver a empezar. Además, éste está ya perdido de antemano. Aunque ahora cantase la palinodia, quedaría marcada para toda la vida por esta falta incalificable a la ley común, y, por si eso fuera poco, una vez arrepentida, no tendría otro derecho que el de callar. No hay nada que hacer.

Siento que mi ardor combativo va creciendo. Esta interminable convalecencia es la última etapa de una larga serie de pruebas, cuyo incesante carrusel repaso mentalmente: salas de espera, operaciones, hospitales, convalecencia, horas de sufrimiento y de paz, de soledad, y luego de amistad. He mantenido mi apuesta. Ahora puedo aceptar el riesgo de avanzar mis últimos peones y jugarme el todo por el todo. La alternativa es muy sencilla: o la libertad o la vida errante. Nada tengo que perder. Y tengo una mínima posibilidad de ver, en algún relieve del paisaje, el rostro de Christian. Le he escrito unas palabras, como quien echa una botella al mar, para comunicarle mi victoria. Luego, nada más. Importa poco, yo sé que este amor insensato por un desconocido ha venido a su debido tiempo para ayudarme a doblar el último cabo. No creo en él pues es violento, delicioso e irrealizable. Lo importante era preservar esta ferviente sensación de seguir existiendo para la mirada de un hombre. En el momento en que creía que la vida me la había negado para siempre, se me ofrecía esta maravillosa razón de creer y de continuar.

Una mañana llamaron a mi puerta. Ha entrado mi radiólogo, y con él, todos los recuerdos de estos últimos diez meses. Él ha seguido mi lucha, análisis tras análisis, operación tras operación, control tras control. Ambos estamos emocionados. Es él quien primero comprobó en Francia el diagnóstico de los médicos milaneses. Recuerdo con qué delicada franqueza me lo anunció, al reconocer, desde la primera ojeada, que yo no era de aquellas que se desploman. Me confiesa que, sin embargo, esperaba verme ceder más pronto o más tarde, y que mi resistencia le ha llenado de admiración. Yo le confieso, a mi vez, que el cáncer no era en el fondo una catástrofe tan grande para mí, comparada con mi vida, arruinada de antemano. Al contrario, era una última posibilidad de hacer acopio de todas mis fuerzas para luchar y escapar de mi entorpecimiento, antes de que, verdaderamente, fuera demasiado tarde.

Mi energía era la de la desesperación. El cáncer podía quebrarme, pero me ha salvado. Era el objetivo preciso que tenía que vencer para ganar una gigantesca batalla, cuyo envite no acertaba antes a percibir. ¡Una buena razón para desesperarse puede dar perfectamente paso a la esperanza! Yo no temo las paradojas, evoluciono con facilidad, en un mundo lleno de contradicciones, y me siento orgullosa de haber sabido llevar adelante toda esa farsa.

La estima del radiólogo y la que me testimonian los médicos y las enfermeras son para mí infinitamente más preciosas que la de mi familia. Yo sé que aquí soy juzgada por lo que valgo, con arreglo a unos criterios humanos, y no sociales. El radiólogo ha venido a verme con un objetivo preciso, y me anuncia riendo que su visita es interesada. Intrigada, le escucho:

—Es muy sencillo. Cuando le digo a una mujer que tiene un cáncer, y veo que se desploma, que se hunde sin remedio en el miedo que la domina, le hablo de usted. No suele hablarse nunca de aquellas que se curan y salen bien libradas a fuerza de voluntad. Yo quisiera poder mandarle a usted esas mujeres que desfallecen y se marchan vencidas de antemano, para que usted les transmitiera un poco de su denuedo y de su confianza. Es muy posible que puedan creer lo que les diga una mujer que ha tenido que sufrir la misma prueba que les espera a ellas, y ha salido victoriosa. Es necesario que esto sirva también de algo.

Me quedo muda ante la magnitud de semejante homenaje. Sofocada por la emoción, apruebo de todo corazón este proyecto. De este modo, podré devolver siquiera un poco de lo que tan generosamente me ha sido prodigado a manos llenas. Porque considero que, sobre todo, he tenido la suerte de encontrar, en este tortuoso camino, a unas personas que han sabido inculcarme las ganas de vivir, de luchar y de vencer. Todo el talento que posean los médicos nada puede conseguir si no existe esta fe, ese anhelo, esa ansia de vencer. Triunfar del cáncer es, antes que nada, triunfar del propio miedo, de la soledad ante la muerte, de las propias debilidades, aceptándolas al mismo tiempo como una prueba necesaria. Encontrar una buena razón para luchar es ya encontrar el justo camino para la completa curación, dejar con un palmo de narices a los azares del destino. Curarse, ya no es entonces un azar, sino una insoslayable necesidad.

X

Miro cómo van cayendo, uno a uno, mis vendajes. Ahora que voy a ver el tan esperado resultado, casi desearía pedir un aplazamiento. No es que tenga miedo a quedarme decepcionada, puesto que la confianza que tengo depositada en mis médicos es absoluta, sino que sé que, a partir de ahora, habré alcanzado mi objetivo. Tendré que inventar la continuación de mi historia, sin el pretexto del cáncer, tendré que atreverme a reafirmar mi independencia, tendré que levantar acta del nacimiento de una nueva Sarah. Bajo las manos expertas del cirujano, mi pecho se va desvelando poco a poco al quitar la capa de algodón hidrófilo que lo cubría. El profesor tiene ahora el aspecto de un prestidigitador, presto a sacarse algún conejo de la manga; está tan satisfecho de sí mismo, que mi impaciencia deja pronto atrás a mis aprensiones. Mi enfermera, que le asiste, tiene un aspecto tan emocionado como el mío. Creo que todo el personal de servicio ha estado esperando este momento, como un feliz acontecimiento. ¡Todos lo festejan como si fuera un nacimiento!

—Diríase que esto le conviene —exclama el profesor, encantado al ver mi alegre sorpresa.

A decir verdad, me parece que un hada buena ha pasado por aquí. Han realizado una verdadera hazaña. Creo que voy a tener una terrible e insaciable sed de escotes y de vestidos nuevos. Mientras tanto, felicito calurosamente a mis dos cirujanos por su saber y su destreza. Ellos me han demostrado que no hay nada irremediable y que he tenido razón al obstinarme, a despecho de todos y de todo.

En este momento, me doy cuenta de que no he pensado en Alessandro. No creo que vaya a apreciar esta renovación. Yo le preocupaba ya mucho estos últimos meses. La cirugía, que me ha devuelto mi cuerpo intacto y armonioso, no lo va a tranquilizar precisamente. En estos momentos me siento profundamente cómplice de todas las mujeres que se han negado a envejecer, a resignarse. Sé bien que voy a continuar luchando para preservar a esta mujer que en mí descubro, su ingenua fuerza, sus entusiasmos, su gozo de sentirse existir plenamente.

Hemos bebido un trago de champaña la víspera de mi partida, en honor a mi restaurado pecho. He pronunciado un brindis por esta tierra francesa, en la cual he encontrado refugio y he vivido las horas más trascendentales de mi vida.

He salido del hospital la víspera del Pessah, la Pascua judía. La vivo sola por primera vez; esta fiesta tiene en particular la vocación de soldar de nuevo los lazos familiares, devolviendo a los hijos al hogar, corazón del clan familiar, para las dos grandes veladas de la Haggada, en las que todos unen sus cánticos y sus oraciones. El teléfono ha estado sonando durante todo el día. No he querido contestar. Me sentía en paz conmigo misma, bien en mi cuerpo como nunca, grave y serena. Quiero meditar, quiero recordar a mi padre, sin que voces incomprensivas vengan a echar a perder este equilibrio único. Soy claramente consciente de estar viviendo un momento privilegiado, que es también una pascua, un paso, antes de iniciar un nuevo ciclo de mi vida. Es inútil tratar de explicárselo a los míos. Ellos nunca sabrán, David sobre todo, cuánto he pensado en ellos esta noche en el templo, al que he ido sola.

He hallado una plaza apartada en la última hilera de los

asientos reservados a las mujeres. Cerca de mí, una joven madre trata de convencer a su hijo para que se porte bien durante el oficio. Su murmullo me enternece. Las viejas letanías familiares, murmuradas antaño por mi padre, me conmueven con su implorante eco. Esta noche me siento sola, pequeña y humilde, y mi gratitud es infinita. Me invade una inmensa calma, y mis lágrimas se desbordan, al fin, silenciosamente.

Mi vecina se da cuenta de ello y me tiende espontáneamente un pañuelo, murmurando algunas palabras acerca de la turbulencia de su hijo, que teme me haya molestado. Recobro mi calma, y nos levantamos todos, una vez terminado el oficio. Ella mira en derredor con sorpresa, y me pregunta dónde están los míos.

—Estoy sola. No tengo familia en París. Pero no se preocupe. Mis lágrimas significaban, sobre todo, mi alivio, al ver que las amenazas se alejan de mi vida. Esta noche es una fecha importante para mí, y no tiene nada de malo que esté sola, aunque no puedo explicarle muy bien por qué.

—No hay necesidad de explicación alguna. Venga usted, aquí está Simón, mi marido. Pasar el Pessah sola es demasiado triste. Si le parece bien, cenará usted con nosotros.

He aceptado espontáneamente su hospitalidad, esa fraternal invitación, a la que nunca me hubiese atrevido a responder hace unos meses tan sólo. Viven en el barrio XV, en un apartamento espacioso y bien amueblado. Simón es el gerente de una gran tienda de confecciones, y Judith se ocupa de los niños y de la casa. Me he encontrado de pronto, sin transición, sumida en la atmósfera de mi infancia madrileña. Ellos aman aparentemente sus viejas costumbres, y la velada se desenvuelve respetando estrictamente el ritual hebreo. La cena ha renovado los gestos ancestrales, desafiando al tiempo y a los peligros de la asimilación a las culturas ajenas. Nada ha cambiado; Simón alza la bandeja para la bendición de los manjares, con el mismo fervor y los mismos ademanes con que lo hacía antaño mi padre. Lo tres chicos cuentan, sucediéndose y sin perder el hilo, el inspirado relato de las sucesivas etapas de la salida de Egipto. Cada plato simboliza las fases históricas y espirituales de aquel largo vagar. Yo me siento particularmente aludida en este ritual de la transición y del exilio. Vivo este Seder en pleno recogimiento, vuelta a las emociones de mi más tierna infancia. El pan sin levadura y el vino de Pascua han venido finalmente a sellar nuestra amistad fraternal. Las cuatro copas de vino, que hemos bebido acodados, con arreglo a la tradición, y los viejos cánticos hebreos entonados a coro, han acabado de ponernos eufóricos. Festejamos la gran victoria de la libertad sobre la opresión, y repetimos nuestros votos para que se perpetúe hasta el fin de los tiempos. He participado con todo mi ser en esta fiesta, sensible a las íntimas correspondencias del rito con mi propia historia. Me siento colmada esta noche por el calor de este hogar y por esta fiesta improvisada. Sé, al fin, con entera certeza, que al elegir el exilio he elegido la esperanza.

A la mañana siguiente, a primera hora, suena el teléfono. Alessandro tiene su voz de los días malos:

—Sarah, al fin, ¿dónde estabas? Imposible encontrarte después de tu salida del hospital. ¡Como si no estuviera ya bastante loco de inquietud! Deborah ha tenido un accidente esquiando. Una fractura abierta en la pierna. Ha sido hospitalizada, y debe ser operada urgentemente.

No dice nada más. Su tono me da a entender que es presa de una sola preocupación. Se trata de tranquilizarle sin tardanza.

—Alessandro, voy allí. Iré directamente al hospital. No pierdas la calma. Deborah es valerosa. Me quedaré todo el tiempo que haga falta. Llegaré en el primer tren.

Hago una vez más la maleta. La suerte está echada. Voy a sufrir la prueba de la verdad, delante de Alessandro y de mis hijos. Con tal que llegue a tiempo para velar a mi hija en las horas difíciles del despertar... La inquietud que me inspira su estado se ve multiplicada por el temor de regresar a Italia.

En cuanto me apeo del tren, Milán se me impone, sus olores, su color, sus gritos, que vuelven a mí mezclados con perdidas emociones, me asedian con asfixiantes vaharadas en medio del calor de la estación. Recorro el andén en medio de la barahúnda de las llegadas y salidas, arrastrada como una pajita hacia la salida. Cada cara que veo refleja mis antiguos terrores. Me meto en un taxi. Milán no es otra cosa que un inmenso nubarrón gris. Siento unos enormes deseos de emprender el camino de vuelta. Presa de un intenso desasosiego, me encierro en mí misma, con los ojos cerrados, sentada en el asiento posterior, hasta llegar al hospital. Allí pregunto el número de la habitación de mi hija. Se halla en el bloque quirúrgico. Sin saber a dónde ir, subo como un autómata la silenciosa escalera. Su habitación está desierta. Inmóvil, dejo pasar el tiempo, aislada en este santuario blanco, que nada evoca con la indiferencia de su mobiliario viejo y limpio. Nadie se ha apercibido de mi presencia. Y yo me siento demasiado agotada, demasiado amenazada, demasiado desquiciada, para ponerme en busca de Alessandro o de cualquiera otra persona.

Sólo las ropas de colores vivos de Deborah ponen una mancha viva en este triste decorado. He reconocido el rojo que a ella le gusta. No me muevo. Ella volverá sin falta hacia estas ropas. Dicho esto, pienso que también podría haberme equivocado de habitación. Su guardarropa es, desde hace mucho tiempo, una especie de desafío a la memoria. Su sentido de la moda es seguro, efímero y contrastado. He renunciado a encontrar allí algún recuerdo enternecedor de elegancia, que me devolviera una u otra imagen de nuestros recuerdos comunes. Deborah es una mujer valiente, que desdeña todo sentimentalismo.

Sobre el respaldo de una silla, que está junto a la cama, los caprichosos pliegues de una falda de franela roja son la marca personal de su elegancia. He hallado el rastro de mi hija, y esta sensación de una presencia, más afín y más sensible que si ella misma estuviera aquí personalmente, me deja palpitante. Nunca me dejo llevar por mis sentimientos cuando ella está presente, por temor a que confunda mi admiración por ella con una ridícula manifestación de sensiblería. Sonrío al pensar que, hasta en el anonimato de una habitación de hospital, nosotras dos, tanto una como otra, dejamos las señales refinadas que nos identifican, con toda seguridad, con una neta inclinación por las cosas lujosas. Esta imagen de mi hija la comprendo mejor hoy en día. Pero, ¿acaso ella ha necesitado alguna vez mi comprensión?

Por otra parte, nosotras jamás hemos tenido la misma actitud en esto. Es preciso decir que ella posee un extraordinario talento en la cuestión de crear modas. Su estilo sólo le pertenece a ella. Crea con un gusto muy seguro, pero no puede impedir ponerlo todo en tela de juicio.

Nosotras dos somos lo contrario una de la otra. Yo vivo en el pasado, Deborah aparta con irritación el más mínimo rastro de él. Cada uno de mis vestidos lleva consigo un recuerdo, una anécdota precisa y concreta, y puedo hojear mi guardarropa como si fuera el más completo de los álbumes de imágenes.

Pero esta falda abandonada no me devuelve a mi hija. Su prolongada ausencia me tortura. Soy demasiado frágil todavía para soportar impunemente la tensión de esta espera. ¿Cuántas horas hará que se fue? ¿En qué estado la voy a encontrar?

La puerta se abre. Es David. Tras un instante de sorpresa, me aprisiona entre sus brazos, con una ternura un poco brutal. Me retiene contra él, como si hubiera creído no volverme a hallar nunca.

—Has venido —repite muchas veces—. Deborah no tardará en subir de la sala de reanimación. Era una fractura abierta, y la operación ha sido un poco larga. No me puedo perdonar haberla dejado ir sola aquella mañana. Desde el final del verano, está rara, tan pronto se muestra agresiva como indiferente. No podemos conseguir que se recobre. Se lanzaría imprudentemente por la nieve, pensando en otra cosa. No quisiera que pensaras que te acuso, ni que deseo agravar tu inquietud, pero... comprende, tu marcha no ha arreglado nada. Deborah me decía hace poco que, doquiera que miraba, sólo veía ruina y desolación. El amor, la familia, el entendimiento..., no son otra cosa que palabras vanas, una inmensa mentira. Ella creía, como yo, en los esposos amantes, en los padres felices, en la casa de nuestra infancia, en su cariño inmutable. El mundo podía derrumbarse en torno, pero, por lo menos, siempre existiría esta certidumbre. ¡Y de pronto, nos dejas!

—Vosotros no habéis dicho nada de todo esto —le respondo con voz sorda, aplastada por esta doble confesión de impotencia y de amor.

Es cierto que mi partida debió ser para ellos una tremenda sacudida. Prefirieron callar, y yo he hablado demasiado. ¡Qué torpes somos todos!

—Papá vendrá muy pronto a reunirse con nosotros —añade David—. Ya le conoces, es demasiado impaciente para esperar en una habitación a que nos traigan a Deborah. Él también... ha envejecido muchísimo. Ya no sale, siempre pone como pretexto que está fatigado, o que tiene que terminar algún trabajo urgente. Huye de todos. Huye hasta de sí mismo. La lección es dura para nosotros tres. Habremos cometido errores, sin duda, pero tú no has tenido miramiento alguno. Acabo de darme cuenta de hasta qué punto necesitábamos todos a nuestra madre. Nosotros quisiéramos que nos pertenecieses por entero, como muchachos egoístas que somos. Todo lo que sabemos es repetir que te amamos, que eres irremplazable. Papá y tú sois un todo para nosotros. No sé cómo describirte el vacío que sentimos.

—Si hubiera muerto, David, ¿qué habríais hecho?

—Tu ausencia nos parece más cruel que la muerte. Nos sentimos abandonados, llenos de amargura y de remordimientos. Nos preguntamos cómo convencerte de que vuelvas... En una palabra: esperamos que regreses con nosotros.

—Pero si yo estoy cerca. A una hora de avión solamente.

—Fuera de aquí te conviertes en una extraña, y nosotros en visitantes de paso. No es lo mismo. Nada de esta aventura se parece a ti. Resulta angustioso descubrir qué poco te conocíamos. La fuente que fluía mansamente a nuestro lado se ha convertido en un torrente devastador, que se lo ha llevado todo: nuestra paz, nuestra armonía y nuestra seguridad.

—Vosotros también, David, os marchasteis al llegar la hora, dejándome sola y sin cariño después de años y años de una infancia exigente y tierna. ¡Tenía que quedarme en casa sin moverme, fiel al recuerdo de vuestra infancia, presente y siempre dispuesta a dar, sin recibir nada a cambio! Os hace sufrir la soledad de vuestro padre, pero no pensáis que la mía duró treinta y cinco años, sin que nadie se interesara por ella con ternura. Os quiero igual que antes. Sólo que, mientras vosotros tratáis de construir vuestra vida, yo intento salvar lo que queda de la mía, de vivirla plenamente. No olvides nunca que os amo, y que mi decisión de marcharme no concernía a tu madre, sino a la mujer que ella ha dejado de ser durante un tiempo excesivamente largo.

Nunca lograré explicarlo. Creerán que estoy tomando mi revancha, que me complazco en infligirles vejaciones. Es cierto que la buena sociedad milanesa no escatimará los comentarios irónicos o falsamente compasivos. Comienzo a lamentar haber venido. Desde mi partida, somos todos presa de un gigantesco malentendido, el cual está a punto de convertirse en la más total de las incomprensiones. Doy un voto de confianza a la vida para que desaparezca. Mientras tanto, cada vez me resulta menos fácil conciliarlo todo, mi papel de madre y mi vida de mujer. Mi sitio está aquí, y, sin embargo, en estos momentos me siento extrañamente desplazada. Esta habitación corre el riesgo de convertirse pronto en un tribunal, ante el cual no podría de ningún modo confesarme *culpable*. Mantengo con firmeza la proa de nuestra conversación hacia temas espinosos. Ya le he dicho a David todo cuanto podía decirle para reconfortarle. Mi amor maternal es el más sincero que darse pueda, pero no estoy dispuesta a ceder a todos los caprichos de mi pequeño, convertido ya en persona mayor.

La puerta se abre bruscamente. Entra Alessandro, la mirada inquieta, las mandíbulas crispadas. Ni siquiera se ha dado cuenta de mi presencia. Deborah es el gran amor de su vida. Pide noticias suyas, da media vuelta y suspira. Yo no me he movido, esperando que se rehiciera.

—Has venido —me dice bruscamente—. ¡Mira que tener que encontrarte de nuevo en una habitación de hospital! Me parece que la vida, decididamente, no tiene nada de divertido desde hace algún tiempo. —Suspira en tono trágico.

Luego, abruptamente, me pregunta:

—¿Cuándo te vas?

La pregunta cae sin previo aviso, y resuena cruelmente delante de esta cama, todavía vacía. No es posible hacerme comprender mejor que no voy a salir tan fácilmente de este mal paso. David le mira, estupefacto. No dejaré que esta trampa se cierre sobre mí. No sé cuándo, pero me iré, seguro. No estoy bastante fuerte aún para ese género de desafíos. Doy la callada por respuesta. Cada vez nos comprendemos menos.

En este momento, traen a Deborah, todavía inconsciente, y el hecho de verla así nos acerca momentáneamente, alejando las preguntas ásperas y las respuestas vehementes. Comienza otra fase de la espera, hasta que despierte. Ellos tuvieron que esperar de la misma manera, con ocasión de mis dos primeras operaciones. De ahora en adelante, sabré muy bien que jamás se es tan consciente del amor que se siente por una persona como cuando se la ve así tendida, abandonada y sufriente. Los tres nos hallamos a la cabecera de Deborah, como si fuéramos estatuas de sal, hasta que un gemido nos devuelve la vida. Me siento atravesada sucesivamente por vaharadas de calor y por escalofríos. Oprimida, me precipito hacia ella en cuanto abre los ojos y le cojo dulcemente la mano, aquella mano de mi niñita encontrada de nuevo, la de las noches en vela de sus fiebres infantiles, que me mantenían durante jornadas enteras a su lado, sin conciliar el sueño. Desde muy pronto, Deborah prefirió a su padre en tales momentos. También hoy es a él a quien llama, con voz débil, pero clara. Alessandro y David ocupan mi sitio a su lado. Yo miro a los tres. Han aprendido a vivir sin mí. Yo soy la intrusa, la que les ha hecho daño, incomprensiblemente, o la que ellos prefieren no ver hasta que haya vuelto a ser sumisa. Pueden olvidarme perfectamente. Más fácilmente sin duda de lo que yo misma pueda hacerlo, encallada en mis sentimientos contradictorios. Su actitud está clara: de ahora en adelante no volverán a pedirme nada.

Mi libertad tiene un sabor a ceniza, lo mismo que Milán tiene el gris. Haciendo penosamente acopio de toda mi energía, avanzo por los pasillos en una huida desesperada. Me parece que nunca lograré salir de aquí, como en las peores pesadillas.

Este amor tiene unas raíces indestructibles, seguiré siendo siempre apasionadamente, pero dolorosamente también, la madre de mis hijos. Me niego sólo a seguir habitando la imagen juiciosa, el marco tranquilizador en que ellos me han encerrado. Por el momento, no pueden soportar que me haya salido de él. A la larga, la vida les hará adivinar las razones y las dificultades de esta elección. La soledad será su precio, pero esa soledad ya no me inspira miedo.

Toda vuelta atrás es imposible. He tomado el tren que me va a llevar al fin de las tierras. Allí descubriré, quizás, esa isla prometida, en la que el sueño y la realidad pueden llegar a unirse, aunque sea sólo durante un instante. Mis viejos caminos están llenos de baches. Después de estas batallas, que parecía que no iban a terminar nunca, he vuelto a recobrar mi ritmo, mis estaciones del año, mi savia, el sentido de mis raíces. Mi voluntad de seguir adelante es inquebrantable. Mi entusiasmo se ha rejuvenecido. Mi objetivo parece tan claro como los contornos de la isla, que desgarran ya la bruma matinal. En adelante, voy a vivir otra historia, o a encarnar mis locas esperanzas. Voy a festejar por todo lo alto a mi cuerpo reencontrado, y a vivir la vida a manos llenas. Ahora sé perfectamente hacia dónde se dirigen mis pasos. Van hacia el mañana, resueltamente, luchando contra la corriente, y viva, prodigiosamente viva.

Este libro se imprimió en los talleres
de Printer Industria Gráfica, sa
Sant Vicenç dels Horts
Barcelona